占星芳療

臺灣第一本 星盤 × 精油 × 魔法 專書

改善【總體運】、【愛情】、【財富】與【好情緒】4大魔法需求

獻給女巫的精油魔法調香術

植物系女巫 Claudia 著

推薦序

這本書展現了「由上往下」和「由下往上」的雙重路徑：不但從行星律動來爬梳自身的生命脈絡，也透過微型的藥草精油儀式，讓個人能量不斷進化，拓展到大宇宙層次，可說把芳香療法和神祕學間的「共時性」發揮到極致。

———— 芳療天后 Gina 許怡蘭

《占星芳療》將占星魔法與精油魔法完全整合，也對於古典及現代占星因年代演進所產生的歷史差異性做出細膩剖析，再將醫療占星與各種藥草結合女巫配方，統整出十二星座、十二宮位各自所適用的魔法祕方；尤其將十二星座最容易遇到的心境難題，搭配掌管情緒的月亮星座魔法精油，完全可以讓讀者輕鬆地使用配方自行調油，引領大家運用占星芳療來面對人生的各種酸甜苦辣，值得推薦給喜歡占星及香氛療癒身心的你！

———— So Good 塔羅牌館 Ricky Otis

行星屬性是藥草學的重要主題之一，透過《占星芳療》的介紹，對照個人星盤調配藥草香氛便有所本。

———— 芳療與香草生活保健作家 女巫阿娥

不得不佩服植物系女巫—— Claudia 老師，能精巧的融合兩大知識結構，占星學與芳香療法。以淺顯易懂的方式，結合行星、星座、宮位和精油特性，描述人類最感興趣的戀愛運、財運，以及情緒心境難題。書中的十二星座女巫手作配方也相當實用喔！

———— 御康養生企業，藥師、芳療師、占星師 石明立

作者序

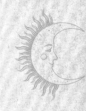

　　神祕學除了為人們解開宇宙的奧祕，也能成為療癒人心的工具。一開始成為占卜師的我一直在思考，有什麼方式可以讓個案在離開工作室後，還能把諮詢過程中的美好感受一起帶走，甚至讓效果延續更久，於是便開始尋找除了諮詢以外的實質方式，當時想起自學生時期就療癒我至今的愛好——花草茶與料理。由於料理在塔羅占卜的場合中難以實現，我轉向尋找其他更方便、又能運用植物能量的療癒方式，直到與芳香療法相遇。

　　芳香療法顧名思義即是以氣味帶來效果的療癒方式，不僅美好浪漫，也是最能吸引女性的植物療法，且運用廣泛，加上近年取得精油愈來愈容易，我便一頭栽進了精油療癒與魔法結合的研究之路。

　　僅單純學習精油，似乎太可惜，畢竟能量與身體效果無法分開來看，擁有基礎知識才能在運用上更踏實、更安全，在思考配方時也有更多線索，為此我打從精油學習之初就從證書之路下手。

　　過去精油的學習書籍以身體與情緒效果居多，近年出版的類型開始愈發多元。精油愛好者對精油的使用方式不再僅關注情緒與身體效果，有愈來愈多關於魔法與能量運用的書籍上市，市面上已有不少著作記載著不同星座連結不同的精油，不同元素連結個別的精油也不乏國外大師的作品。這些表單成為讀者調油時的速成參照。但不少學生閱讀的同時也開始疑惑，「為什麼射手座對應到的是佛手柑？」，「每個星座相關的精油這麼多種，該如何挑選」，「作者當初連結星座與精油時依據的是什麼」等種種困惑，就和我自己初入精油魔法的世界一樣。這些都是配方書沒加以解釋的部分，卻是可以創造配方，以及帶來更多驅動能量的關鍵。

　　如同料理，我們可以依據食譜的配方作出美味的菜餚，卻不容易再去創造新配方。想精進只好收集各種配方，不斷試行錯誤，這時若有老師剖析箇中原由，便可更快掌握關鍵。魔法與單純料理二者截然不同，「意念」是關鍵元素，調配者若清楚意識到每個單方在配方中扮演的角色與其發揮的作用，能更有效的驅動魔法顯化，並為各個單方帶來更好的協同效果。

　　本書中的各項星座、魔法與精油連結，皆是我自學習精油以來反覆嘗試與研究的結果，希望為讀者解開精油能量使用的祕密，引領入門讀者運用精油顯化財富、愛情的願望，並依據星座需求調整情緒，同時也能帶給進階讀者未來閱讀相關精油配方書時，有更多的理解與感受。

2021/11/7 於工作室

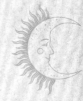

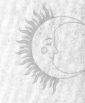

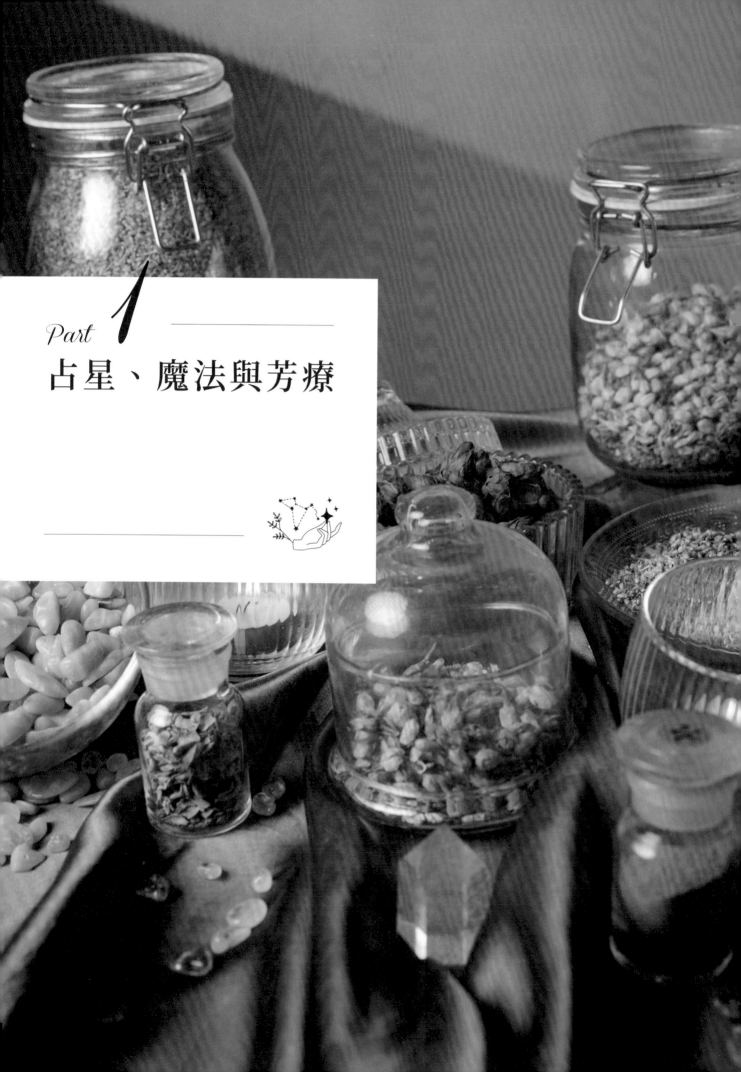

Part *1*

占星、魔法與芳療

星座與植物的連結——
淺談醫藥占星

現代化學醫藥出現前,無論東西方都是以草藥治病。東方講五行——金木水火土,搭配經絡理解身體的運行並解釋疾病;而西方則是主張構成世界的四大元素——地水火風,並在大小宇宙相互輝映的哲學觀之下,立定七大行星與十二星座掌管人體各個系統與器官。東西方各用著不同切入點去理解世界的運作。我們非常幸運地活在一個能同時吸收東西方知識的年代,除了為台灣人熟悉的中醫藥體系外,目前芳療所用的精油仍是以西方常見植物為大宗,藉由這些精油植物,讓我們能一窺西方自然療法的面貌。

眾所周知,古代相信疾病來自鬼神的影響,在那遙遠的年代巫術、魔法與醫療尚未分家。雖然現代魔法歸魔法、科學歸科學、醫療歸醫療,但是在當時,人們以植物治療身心靈,甚至施法祈願。

人類何時開始以系統化的方式觀星已不可考,但我們現在看到的占星術雛形早在西元前1650年左右就已產生。而將占星術與醫療結合竟是有著「醫學之父」之稱的希波克拉底。他根據占星論理將人的體質區分為「膽汁質」、「多血質」、「黏液質」與「黑膽汁質」四種類別,其所提出的四體液學在近代醫學理論發展之前,曾在西方醫學中占有主導地位。換言之,過去的醫生除了依據病症外,還會藉由占星術來判定病因、病程與用藥的類型,這絕對是現在難以想像的事。而當時開出的處方除了藥草植物,甚至還有水晶、礦石等等魔法道具。

物換星移,古希臘、羅馬時期的知識隨著亞歷山大大帝的征戰進入中亞,六世紀之後阿拉伯文明的黃金時代繼承這些智慧,並使之發揚光大。因此若要談占星與芳療的關係,就不可不提到阿拉伯學者伊本・西那(Avicenna),他是位優秀的醫師、占星師及煉金術士。他改良古代煉金術所用的蒸餾器,利用蒸餾的方式提煉玫瑰等精油,形成後來芳香療法的基礎。

現代的芳香療法除了以科學的方式應證精油所帶來的肉體療效,其香氣與能量對情緒與心靈帶來的效果也是許多人感興趣的範疇。一個完整的人無法將身、心、靈切割開來看待,因此在精油使用上若將肉體效果、情緒影響與靈性能量完全分開來看各別效果,不但可惜也不完整。因為三者一直是交互影響彼此。

大多數的芳療書籍載明身體與心理兩大效果,而靈性與能量層次的功效在台灣出版的書籍則較少出現。偶爾會出現小小的欄位裡簡略介紹精油所連結的行星,也讓讀者摸不著

頭緒。其實這些行星連結便是來自過去醫藥占星對植物、礦物的分類。而這些分類脈絡大多參考自十七世紀英國藥劑師兼藥草學家——尼可拉斯・卡爾培柏（Nicholas-Culpeper）的著作。他將一般民眾難以理解的拉丁文醫書翻譯成大眾皆懂的英文，書中也清楚標示各種藥草的行星屬性分類。然而植物會因使用部位、使用方式產生不同的效果，將藥草植物當成茶湯內服或濕敷外用，甚至是萃取成精油所產生的個別變化，導致現代芳療師在界定植物行星屬行時各有見解。一部分植物依循尼可拉斯・卡爾培柏的分類；一部分自行歸類。這些差異在我剛開始學習占星芳療時十分困擾，然而更深入了解占星中各行星的特質以及實踐後，對植物的能量分類便愈來愈有心得。

在科學至上的年代，魔法甚至是能量被當成過時的迷信。現代醫療理論稱霸學界後，希洛克拉底的四體液學說完全被取代而沉寂。直到二十世紀後半才因整體療法（Holistic therapy）出現而被看見。有人說諸如芳香療法與順勢療法這些替代療法開始受到歡迎跟小行星凱龍星被發現有關。現代占星師不再像過去崇尚宿命論，而是著眼於心理層次，並參考及出版更多研究心理占星的書籍。心理與情緒的療癒正是芳香療法的魅力所在，對精油使用者或芳療師而言，占星能幫助你理解世人的內心，並找出脈絡。反之，我們也可以依據個人的星座命盤找到幫助我們調整情緒和實現願望的植物。

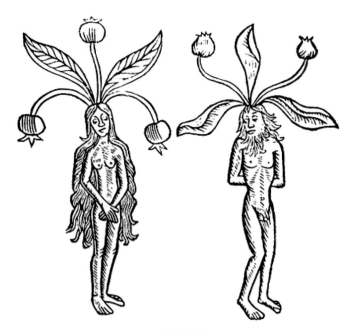

▲ 曼德拉草

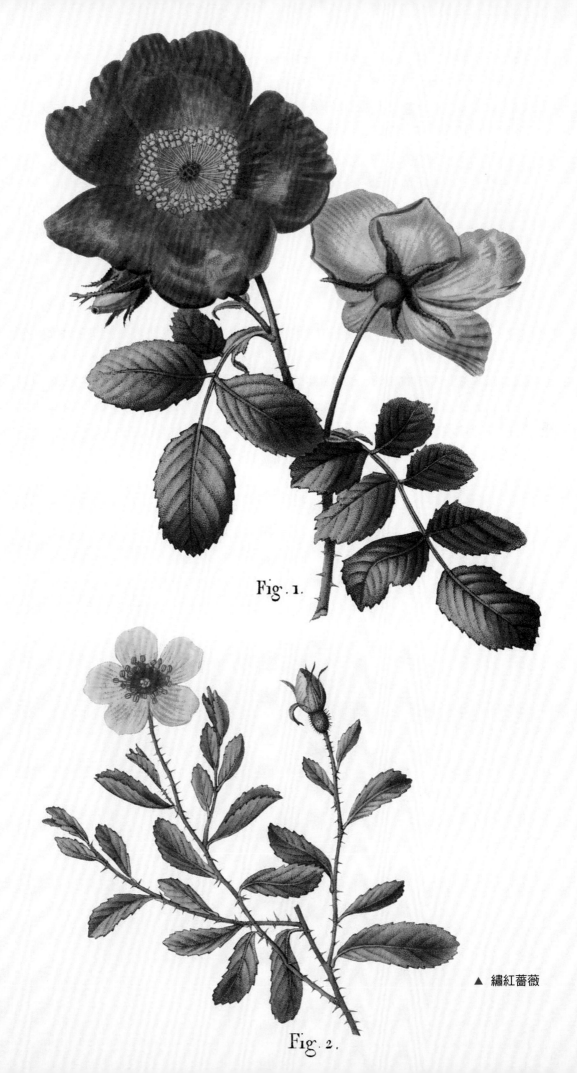

Fig. 1.

Fig. 2.

A

▲ 繡紅薔薇

七 大 行 星 的 主 要 意 義

　　由於醫藥占星發展的主要時期天王、海王與冥王星尚未被發現，因此過去植物的行星分類多半以七大行星為主。占星學裡的行星又和現代不同，會將太陽與月亮列入其中。雖然近代的部分芳療師、研究醫藥占星的占星師會將天王星、海王星與冥王星一起列入，但是本書暫且將焦點放在古典占星的慣用的七大行星上。在占星學習中，理解七大行星在大小宇宙中扮演的角色、主掌範圍和代表意義，是占星學習之基礎。而在醫藥占星的範疇中，這七大行星代表的意義雖然與一般性格與流年解讀有些許差異，但基本的特質都是共通的。

　　是否在星盤中納入天王、海王與冥王星來解讀可說是古典占星與現代占星最大的差異，同時也影響到各星座連結到不同的守護星。簡單來說每個星座的守護星就像星座的老闆一樣，他們有相連的特質。古典占星中七大行星對上十二星座，形成除了太陽與月亮外，包括水星、金星、火星、木星、土星各與二個星座連結，換言之每兩個星座會有共同的守護星。但天王星、海王星與冥王星被發現後，現代占星便將水瓶座、雙魚座及天蠍座重新配給這三個行星，形成了這三個星座在古典與現代占星中連結到不同守護星的狀況。

　　最早醫藥占星不只把行星、星座與身體系統、器官作連結，也以行星的特質為植物和礦物分類。而現代芳療書裡神祕、卻又讓人摸不著頭緒的行星連結，例如：歐白芷行星屬性為太陽，其脈絡便是來自過去醫藥占星對植物的分類。當然不少植物因為古代與現代占星師與芳療師的見解不同，被分類在不同行星屬性的情形也是非常普遍的現象。

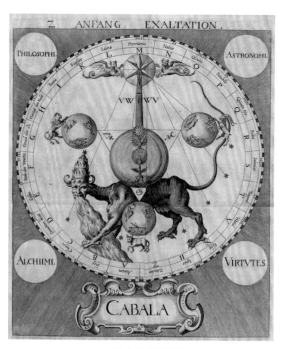

▲ 煉金術與行星

占星、魔法與芳療

星座	古典占星守護星	現代占星守護星
♈ 牡羊座	♂ 火星	
♉ 金牛座	♀ 金星	
♊ 雙子座	☿ 水星	
♋ 巨蟹座	☽ 月亮	
♌ 獅子座	☉ 太陽	
♍ 處女座	☿ 水星	
♎ 天秤座	♀ 金星	
♏ 天蠍座	♂ 火星	♇ 冥王星
♐ 射手座	♃ 木星	
♑ 摩羯座	♄ 土星	
♒ 水瓶座	♄ 土星	♅ 天王星
♓ 雙魚座	♃ 木星	♆ 海王星

▲ 古典占星與現代占星星座與守護星對照表

七大行星屬性植物

☉ 太陽

歐白芷、安息香、佛手柑

太陽所發出的光與熱為地球萬物帶來生命力，因此占星學中太陽在星盤上扮演著核心地位。古代占星師認為太陽為乾與熱的行星，它與月亮有別與其他行星，是代表光的存在，發揮的影響力也特別大。當我們回答自己的星座時會以太陽星座作為代表，其表現當事人的公眾樣貌、原始自我，甚至是存在的核心。在兒時我們會接近月亮星座的面貌，隨著成長與性格上的獨立，會逐漸靠近太陽星座所顯示的特質。

著名芳療師同時也是國際芳香療法師聯盟 IFA 的發起人——派翠西亞・戴維斯（Patricia Davis）在著作中，將歐白芷、安息香、佛手柑、金盞花、肉桂、乳香、葡萄柚與迷迭香等歸類在太陽屬性當中，而這類的植物都符合溫熱特質。

☾ 月亮

香蜂草、檸檬、德國洋甘菊

現代天文中作為地球衛星的月亮，在占星術中扮演著僅次於太陽的重要角色，納於行星之列。多數文化中認為月亮相對太陽的陽性能量，其在中文裡的別稱「太陰」，則顯示出作為陰性能量之代表。簡而言之月亮星座擁有女性特質，又代表一個人的母親與童年時期，以及陰性層面、無意識、情緒與感性面。月亮甚至可以看出一個人的安全感來源和情緒模式。對芳療師或想運用精油作情緒療癒的人來說，月亮星座是十分重要的參考項目。

由於月亮被古代占星師認為具有「濕、冷」的特質，因此與月亮連結的植物多數有鎮靜的特性，例如：香蜂草、檸檬與德國洋甘菊等，其中也有包含兒童適用的精油。這完全突顯出月亮宛如母親般的呵護性。

☿ 水星

芹菜、甜茴香、薰衣草

行星的英文名稱多半來自希臘神話的神祇，由神祇掌管之部位便可看出該行星掌管的項目。以水星的英文「Mercury」來說，墨丘利為天神的信使，腳上有一雙長了翅膀的涼

鞋，行動飛快，代表永遠的少年面貌。由此可見水星在占星中與訊息傳遞有關。水星掌管思考、學習、溝通、理解能力、知性以及旅行。而網路上最常提到的「水星逆位」，並不是水星真的逆轉，而是星盤視覺上誤差產生的結果。但在占星中多會提醒人們逆行期間需注意訊息的正確性，個人星盤上若有水星逆位，有時也會造成學習上的困難與挑戰。

當水星落在雙子與處女座時，古典占星中會認為是顯貴的位置，意指這二種星座更能讓水星發揮出其特質。水星的屬性植物多半與刺激知性有關，例如：芹菜、甜茴香、薰衣草、歐薄荷與百里香等等。

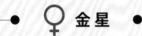

♀ 金星

玫瑰、天竺葵、玫瑰草

金星是個能在日出與日落時分看到的行星，古代人因此認定其具有雙性的特質。而希臘羅馬神話則將之歸為女性，以羅馬神話聞名的維納斯女神，是家喻戶曉的人物。這位掌管愛與美的女神經常被忽略其對感官享受的追求，尤其是性愛的部分。有些說法提到金星女神追求性愛的特質，其實反映出性愛中的陰陽整合。金星在占星學上代表美與藝術、情愛、感官的享受，其中有包括吃、性愛與金錢花用，此外也與社交有關。從一個人的金星星座可看出他的感情模式與喜好類型。

由於金星掌管金牛座與天秤座，因此金星落在這二個星座在古典占星上是顯貴的位置。金星與月亮一樣被畫分為「濕、冷」的行星。對應金星的管轄與特質，隸屬金星的植物多與美容以及有利女性生殖系統有關，例如：玫瑰、天竺葵、玫瑰草、西洋蓍草及伊蘭伊蘭等。

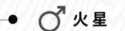

♂ 火星

黑胡椒、丁香、芫荽

火星為太陽系第四顆行星，因其紅色外觀，自古多與戰爭脫不了關係。在羅馬神話中瑪爾斯為戰神，亦是男性力的象徵，同時代表原始的生命力，神話中與金星維納斯女神為一對戀人，象徵著陰陽相對的肉體特徵。因此火星在占星學中代表一個人靈魂中的陽性能量，與勇氣、行動力、挑戰與鬥爭有關。看流年星盤時，火星有時不太受歡迎，被稱為小凶星，便是因為其與紛爭有關。

火星守護牡羊，過去天蠍座也是祂守護的行星，直到冥王星被發現後，天蠍座的守護星才由火星轉移至冥王星。但在古典占星的解讀仍舊保持祂與天蠍座的連結。火星與太陽

一樣是陽性能量的代表行星，特質也一樣是「乾、熱」，與火星連結的植物多半具有強壯身體的功效或刺激性，例如：黑胡椒、丁香、芫荽、薑及赤松等。

♃ 木星

肉豆蔻、甜馬鬱蘭、花梨木

木星是太陽系中最大的行星，與羅馬神話的眾神之王朱比特作連結。朱比特的名字來自「jovial」，也就是外放快活之意，正如祂的個性那般任情所動，快活自在。另一方面朱比特由於神王的身分又代表全能、公正、智慧與律法。現代占星術裡保留了木星的兩面特質，祂一方面代表幸運與擴張，另一方面也連結哲學與高層次的學問。我們可以從星盤中看出一個人在哪一個領域能樂觀且自信，並且是其幸運所在。

木星是射手座的守護星，古典占星中也包括雙魚座。祂的特質是「濕、熱」，因此與該行星連結的精油植物也多半有溫暖的特性，再者對應木星的鬆散與擴張，能夠帶來放鬆的精油也常與木星作連結，例如：肉豆蔻及甜馬鬱蘭；此外宗教感強烈的花梨木、穗甘松有時也會歸類在木星屬性的精油中。

♄ 土星

雪松、杜松、茶樹

在三王星尚未被發現時，土星曾是離地球最遠的行星，因此象徵限制。現代星期六為假日，不工作的模式與希伯來人視土星日為安息日有關。而古希臘人稱土星為「Cronos」，同時也是時間之神，被宙斯擊敗的巨人。祂常被描繪成白鬍且帶著鐮刀的老人，也形成後世死神的形象。在占星術中祂與木星的特質正好相反，代表收縮、限制，也是象徵人生課題的行星，祂帶來壓力、責任與試煉。

土星在古典占星中同時代表摩羯座與水瓶座的守護星，其特質為「乾、冷」，如同人在死亡後會失去體溫並乾枯，也因土星在過去被視為凶星，因此鮮少藥草植物與土星作連結。而現代則會連結一些生命週期長的樹木類、以及具有淨化、解毒作用的植物為主，例如：雪松、杜松、茶樹、尤加利等。

七大行星
與身體系統對應

之所以能在一個人的星盤上看出個人的身體特質，主要根據醫藥占星將身體的系統和器官分配給七大行星與十二星座。再次重申，這個配置成立時，天王星、海王星與冥王星尚未被發現，因此會以七大行星來看。而七大行星能驅動與修正事物，人的身體也會區分成七股力量，分別在不同的器官形成具體形狀，行星的能量可以體現出器官的功能。古人認為天體的大宇宙與人體的小宇宙會相互呼應，便將兩者連結。過去對人體系統的認識與分類與現代醫學的邏輯稍有不同，請以開放的心與想像力來看待古典醫學分類。

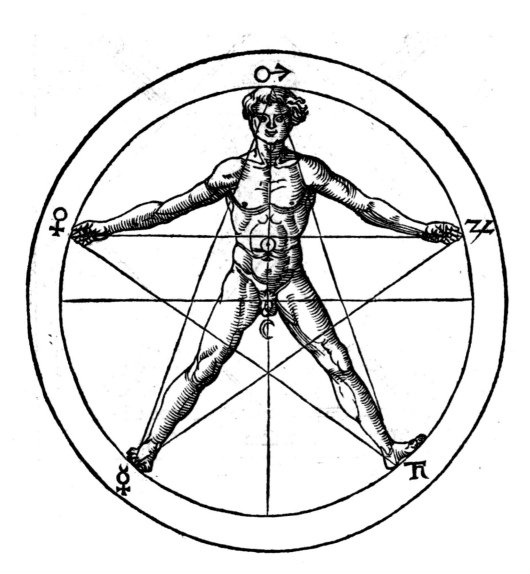

▲ 七大行星與身體對應

☉ 太陽

心 臟 、 動 脈

太陽連結人的心臟、動脈等循環系統，以及靈魂之窗的眼睛。古人代人認為心臟是靈魂寄居之地，也是人體核心，它是循環系統的幫浦，讓血液流通身體各處帶來熱能，如同太陽為地球帶來熱量那般。同時象徵靈魂、生氣、生命熱能與精氣。

☾ 月亮

腸 胃 、 體 液

月亮連結腦（處理理性以外的部分）、腸胃、膀胱與眼睛。月亮的盈虧牽動地球的潮汐變化，也為人體的水分帶來影響。月亮與太陽的炎熱相對，代表一股冷卻的能量，另外也為女性的生殖系統帶來影響。其象徵身體的濕氣與所有體液相關。

☿ 水星

手 與 腳

水星連結神經與感官系統。公轉周期僅次與月亮，是七大行星中快速移動的行星。由於水星掌管知性，其對身體中訊息、感官處理的器官有巨大的影響，如：大腦與神經系統，其他還包括感官與表達的器官：舌頭、手與腳。

♀ 金星

女 性 生 殖 系 統

與月亮同為陰性行星的金星，與女性生殖系統、腎臟、喉嚨與乳房具更直接的連結。金星是愛與美的女神掌管的行星，也對應到與美相關的身體部位，例如：內分泌調整、皮脂分泌及皮膚細胞的修復等。金星之神與火星之神在神話中是對戀人，也象徵能抗衡火星的相對能量。

♂ 火星

血液、肌肉

火星是戰爭之神，一切與行動、戰爭相關的身體部位都由火星掌管，如血液與肌肉，運動神經以及性能量，以及與金星相對的男性生殖系統。若說太陽與月亮象徵陽與陰，金星則代表女性肉體力量，而火星代表男性肉體力量。此外火星還連結膽汁質的體液、膽囊以及內在吸引力。

♃ 木星

肝臟、肺

木星對所有事物都帶來擴張與鬆弛的影響，其支配人體中的肝臟、肝臟擁有的解毒機能和膽汁分泌。另外，左右發胖的脂肪也是木星管轄，其他影響的器官還包括：肺、肋骨與靜脈。消化系統也屬木星管理。

♄ 土星

骨骼、皮膚

由於土星代表界限與架構，因此其掌管人體的骨架與對外邊界，也就是骨骼與皮膚，包括肌腱、指甲、頭髮與關節，同時也主掌能確保人體與外界有區隔的免疫系統。此外較細節之處還包括了脾臟、右耳。土星同時象徵黑膽汁質的體液與保持力。

十二星座身體對應

前面提到每個星座都有各自的守護星，而這些星座不但繼承了行星的部分特質，代表的身體部位也與自己的守護星有關。醫藥占星中行星、星座以及宮位都有連結的身體部分，而實際上我們比較常用宮位來檢查身體各部分的狀況。

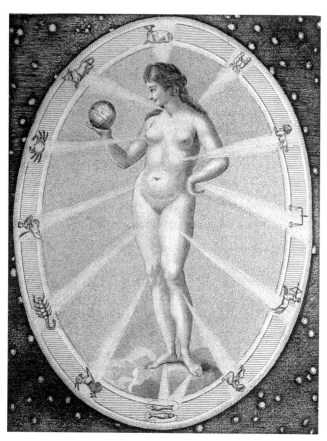

▲ 十二星座與身體對應

♈ 牡羊座

頭

　　牡羊座是黃道週期的第一個星座，特別強調個人，自我意識很強。而頭部支配著一個人對世界的看法，以及在人世間的地位，所以牡羊座對應部位為頭部及脊椎第一節以上之處，也包含腦、頭蓋骨、臉、上顎與外耳。若以身體部分來配置牡羊座的精油，我們會以與頭有關的精油為主，如迷迭香，讓人活在當下，有助記憶，同時對頭皮的毛囊有益，增進身心活力的效用與牡羊座十分貼近；而火星是牡羊座的守護星，擁有其守護星屬性的精油也可以使用在牡羊座上，如具有火星爆發力的辛辣黑胡椒。

♉ 金牛座

頸部、甲狀腺

　　金牛座是緊接在牡羊座之後的第二星座，帶有強烈自我意識，同時藉由敏銳的感官覺察世界。象徵公牛的金牛座，頸部粗大，對應的身體部位為頸部、喉及脊柱第七節以上，其中有聲帶、舌頭、中耳、下顎、嘴巴與甲狀腺。金牛座本身很重視身體感官，塗抹精油本來就能提升身體感覺，因此可選擇擅長連接肉體與感官的精油，包括玫瑰與廣藿香。金牛座的守護星是金星，玫瑰本身是典型的金星屬性植物，能幫助提升自信並散發魅力，令人愉快地享受身體帶來的樂趣，包含吃與性的逸樂。

♊ 雙子座

肩膀、手

　　雙子座有別於牡羊及金牛，從重視「自我」轉為更大的「我們」，又很擅長於社交、分享自己的聰明才智，所以其對應部位為肩膀、肩甲骨、手腕、手與手指，更細節的部分還包括氣管和支氣管，易於與別人連結的部位。雙子座也是唯一與兩個肌肉部位對應的星座。手與手指能加強人的溝通表達能力，氣管與支氣管則是與「風」能量的處理有關。雙子座的特質是反應靈敏，善於溝通表現，可以搭配活絡神經系統、思考的精油，如薄荷。薄荷不但提神醒腦，也讓人深呼吸更順暢。可舒緩肩頸僵硬，強化神經系統的檸檬香茅也是好選擇。

♋ 巨蟹座

胸 部 、 胃

處於黃道週期夏季之首的是巨蟹座，若雙子座是與他人銜接，巨蟹則更愛溫暖的人際互動，也是愛家、代表著撫育和滋養的母親形象，所以其身體對應胸部、肋骨與胃，細節的部分還包含心膜、橫膈膜、胸膜與骨髓，以及與其守護星月亮所管理的子宮和體液。其中胸及胃部是巨蟹座較敏感的部位，可以搭配幫助消化、同時也對子宮有益的植物如柑橘類精油。洋甘菊除了可安撫巨蟹座敏感的心，對消化也有益處，除了外用精油，飲用洋甘菊茶也是很好的選擇。

♌ 獅子座

心 臟 、 上 背

獅子是由天上最明亮的太陽守護，對應心臟、背部與胸椎。獅子座代表著勇氣、奉獻及深刻的愛，恰好與人最重要的「心」對應，細節的部分還包括：心筋、動脈及冠狀動脈。以心臟為核心運行的心血管系統都與獅子座有關，而上背部與心臟是獅子座最具代表性部位。適合獅子座的精油可以選擇帶有強烈太陽能量的歐白芷、柑橘類。歐白芷如太陽般帶給人精神與氣力，溫暖的特性還可舒緩局部的肌肉疼痛。

♍ 處女座

腹 部 、 小 腸

處女座重視目標、固守核心，是努力追求理想、非常需要能量的星座，所以其身體對應為腹部、小腸、肚臍、脾臟、胃及軀幹中段的部分。胃部有時歸處女座、有時歸巨蟹座，可視為對兩個星座都有影響。整體來說消化系統問題與處女座的特質較相關，心思細膩容易緊張的個性，多半會反應在腸胃問題上。處女座適合舒緩敏感情緒，又有益消化系統的精油，如薰衣草能放鬆心情與鎮痛，甜茴香對應消化不良。

♎ 天秤座

腎臟、下背

天秤掌管平衡，與能夠支持自己又能支持他人的下背部最為對應，下背部是幫助全身平衡的一個重要核心，細部還包含腎臟、膀胱與屁股。靠近腰部左右雙邊成一對的腎臟，如同天秤座的形象一樣。此外因為守護星為金星的原故，也能使用與金星相關，具美容保養之效的植物作為天秤座精油，如天竺葵有著玫瑰的香氣，但更清新，也有「平衡」水分的作用。

♏ 天蠍座

膀胱、生殖系統

為黃道週期第八位的天蠍充滿著靈性與重生的力量，其對應部位為生殖器官、膀胱、肛門與屁股，代表生命種子及情緒活動之部位。細節的器官包括糞便所在大腸與直腸。天蠍座可連結對生殖泌尿系統有益的精油，如大西洋雪松等，或是讓內心壓抑情緒可獲得釋放的精油，如檀香及花梨木。檀香擅長昇華各種負面能量讓心情平靜，花梨木能療癒深層創傷。

♐ 射手座

大腿、尾椎

射手座的形象——人馬有一雙強健的馬腿，熱愛自由的射手也以他的大腿行遍天下、活動範圍非常廣大，所以身體對應為大腿與尾椎。守護星為木星的射手座，天生就比他人幸運，也是占星學中認為較不容易生病的星座。由於木星與肝臟有關，射手座需要比較注意飲酒所帶來的肝臟負擔，可使用養肝排毒的精油，如葡萄柚；同樣對排水、排毒有效的杜松也是很好的選擇。

♑ 魔羯座

骨 骼 、 膝 蓋

身為土象星座的摩羯愛好穩定、實際與持久，比起射手座的自由奔放，摩羯座偏好腳踏實地地往前走，所以其身體對應為膝蓋與腿後腱。其他與土星相關的骨骼、關節、頭髮、指甲及牙齒也與魔羯座有關。相對射手座，守護星為土星的魔羯座在占星認定上屬於身體較虛弱的一群。魔羯座連結的精油可以選擇絲柏或沒藥，絲柏排毒，沒藥則可修復皮膚傷口。

♒ 水瓶座

小 腿 、 脛 骨

水瓶座愛好新的目標，其熱愛社群、能喚醒大家的意識，所以比對實際運動的大腿及膝蓋部位，水瓶更對應到小腿、脛骨與腓骨這些決定行走方向的部位。此外靜脈、心臟瓣膜、角膜及視網膜也與水瓶座有關。水瓶座適合的精油會從協助他們回復前瞻視野有關，如加強靈感的橙花，以及帶來新觀點的苦橙葉等。雖然古典占星水瓶座的守護星為土星，但以實際經驗來說，土星特質的精油較不適合水瓶座。

♓ 雙魚座

腳 掌 、 淋 巴 系 統

身為黃道周期最後一個星座，雙魚座代表著循環的終結與開始。其雙魚符號為兩尾相對方向的魚形成一個圈，也代表著靈性與物質相合。雙魚座身體對應為末端的腳掌與腳指。此外淋巴系統及免疫系統也與雙魚座有關。情緒很容易帶給免疫系統影響，多愁善感、容易受傷的雙魚座非常需要療癒情緒和傷創的精油，如花梨木，能幫助雙魚在付出與被付出之間達到平衡；玫瑰草則能用於按摩腳掌去水腫。

十二星座的基礎用油──
太陽星座魔法精油

當我們問一個人是什麼星座時，對方多半會回答他的太陽星座。太陽是主宰，在占星中代表一個人的公眾面貌、外顯性格，也代表著自我意識與中心思想，因此我們可從一個人的太陽星座了解此人輪廓，可說是一種個性的指標。即使一個人的星座命盤裡還有包括月亮、水星、金星、火星、木星、土星、天王星、海王星與冥王星相互對此人產生影響，但太陽乃是最主要的判斷標的。

因此改善總體運勢時不可不參考太陽星座精油。對於沒有占星基礎又想調一瓶適合自己的精油，可以從最基礎的太陽星座開始尋找，如上述，太陽是一個人性格的指標，無論是工作、感情等任何面象或多或少都有著太陽星座所帶來的影響，即使完全不知道自己星盤中的其他行星，光是使用太陽星座精油，便能帶來提升效果。

此外下一個章節提升戀愛運勢的配方中，除了參考金星，太陽星座精油也是不可缺少的重要配方。畢竟在愛情中我們總是拋頭露面地被打量。太陽與金星的星座特質交織出我們在戀愛市場上別人所看到的樣子。依此類推，希望改善在職場的狀況或個人工作狀態，太陽星座絕對也是必要考量。

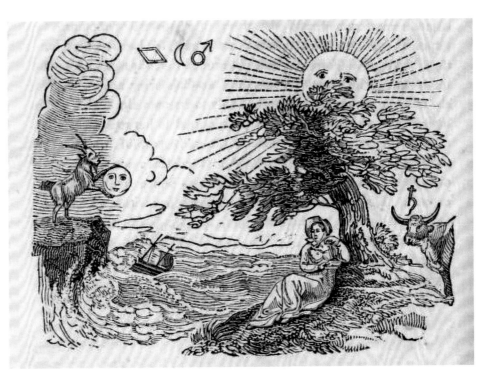

▲ 19世紀的占星家

像孩子一樣的

♈ 太陽牡羊座

桉油醇迷迭香與黑胡椒

　　身為黃道首發星座的牡羊座，被認為擁有年輕的靈魂，如同孩童般對世界充滿好奇，又因其守護星為火星的原故，擁有衝動、活力、活在當下以及勇敢無畏的特質。能突顯牡羊座能量的精油為迷迭香與黑胡椒。

　　眾多種類的迷迭香中選擇桉油醇迷迭香精油較溫和。隸屬太陽植物的迷迭香，長久以來與「記憶」、「淨化」兩個關鍵字相連。相傳迷迭香能讓記憶加強，因富含氧化物能暢通呼吸道，使頭腦清醒。迷迭香也被稱為平民的乳香，過去無法取得高貴乳香的歐洲平民會燃燒唾手可得的迷迭香作為空間淨化之用。桉油醇迷迭香的淨化作用符合牡羊座純粹的特質，而能夠加強呼吸的功效則讓牡羊座能夠活在當下。

　　辛香料中最熟悉的黑胡椒，則是符合牡羊座特質的另一個選項。新鮮黑胡椒帶有香辣味與淡淡果香，它使人突破既有框架、燃起熱情並勇往直前，正符合牡羊座如同孩童般蠢蠢欲動的心。隸屬火星植物的黑胡椒，來自黑胡椒樹的未熟果實，正如同牡羊座一般充滿青春活力，總是像孩子一樣地看待世界。

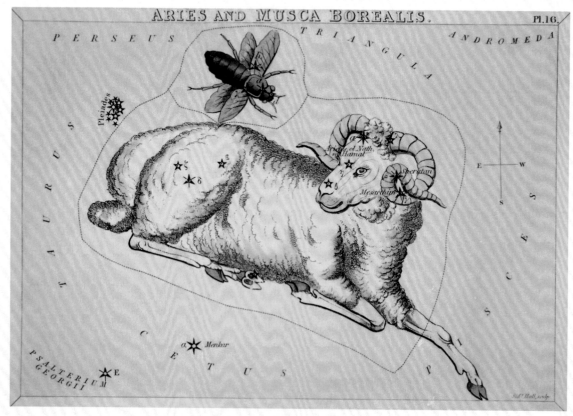

▲ 牡羊座，Urania's Mirror; or, a view of the Heavens

不虧待自己吃好穿好的

♉ 太陽金牛座

玫瑰與廣藿香

由金星守護的金牛座為黃道十二宮的第二個星座。雖然給人一種固執的刻板印象，對他們而言卻是種擇善固執，也擅長判斷人事物的品質與價值，因金星守護的關係，對物質或肉體的享受相當重視，能實際拿在手與吃進嘴裡的東西才是真的。突顯金牛座特質的精油有玫瑰與廣藿香。

隸屬金星植物的玫瑰是百花之后，也是金星的代表花卉。它帶來愛與療癒，幫助人與身體連結並了解自身的需求，價位之高亦突顯其為精油中的貴族。玫瑰符合金牛座重視身體與享受的性格，他們喜歡慢慢醞釀一切，讓最後的作品如同百花之后般高貴。

與金牛座連結的另一種精油是廣藿香。氣味屬於東方調的廣藿香帶有泥土般的氣味，低沉卻讓人無法忽視，與金牛座喜愛低調奢華的特質相符。能量與魔法用途上，廣藿香經常加入財富與慾望相關的魔法配方當中，這兩者都是金牛座極為重視之事。西洋魔法中根部植物或泥土氣味重的植物多半與財富相關，如同「有土斯有財」的道理一樣，土元素通常與物質、財富連結。因此廣藿香讓金牛座身心合一，能使之展現出沉著穩重卻不失魅力的面貌。

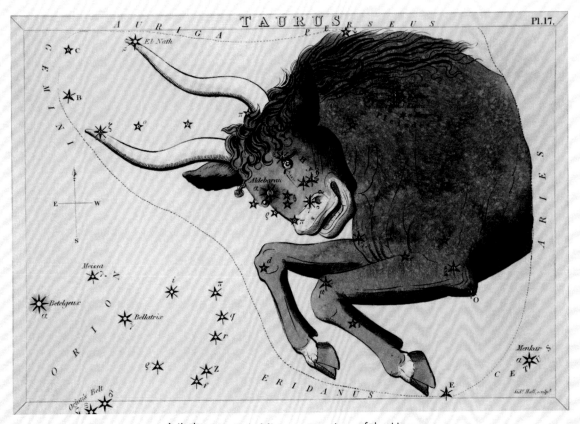

▲ 金牛座，Urania's Mirror; or, a view of the Heavens

Ⅱ 太陽雙子座

薄荷與檸檬

　　由水星守護的雙子座為黃道十二宮的第三個星座。能言善道，反應力快，腦袋無時無刻都在多工使用，如同水星之神赫密士般敏捷，經常跳躍式思考讓人摸不著頭緒。雙子座是資訊爆炸時代最能享受其中的星座，多才多藝並且擅長交際。突顯雙子座特質的精油有薄荷與檸檬。

　　薄荷精油能迅速使微血管擴張，因此嗅吸它可達到提神醒腦的作用，氣味揮發快速，如同雙子座快速運作的腦袋，它讓雙子座思緒清晰，提出更多點子與創意。薄荷精油常見的種類有歐薄荷與綠薄荷，其中歐薄荷作用較溫和，其能量帶有延展性。正因為如此，魔法配方的使用中，歐薄荷也於增加金錢和招財有關；綠薄荷則有化開能量堵塞的效果。

　　另一適合雙子座的精油為檸檬。酸甜的香氣能瞬間讓人轉換心情，比起其他柑橘類，檸檬更有能量潔淨的效果，卻不是以侵略性的方式發揮效用。當能量停滯時，檸檬能輕盈地轉化氣場，如此的運作方式正符合雙子座幽默、放鬆的星座特質。當雙子座在各種選擇中徘徊，猶豫不決時，檸檬也能有助於快速下決策，離開膠著的狀態。

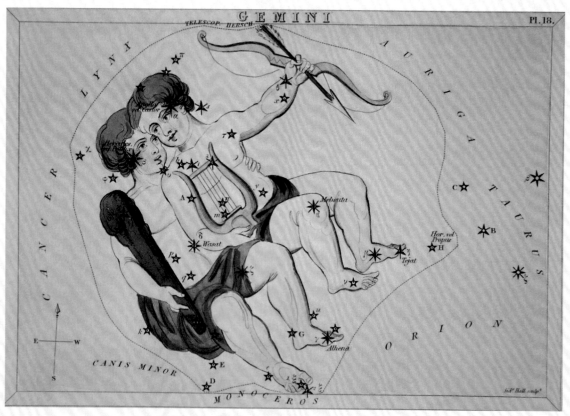

▲ 雙子座，Urania's Mirror; or, a view of the Heavens

羅馬洋甘菊與真正薰衣草

　　由月亮守護的巨蟹座為黃道十二宮第四個星座，開始於夏至時分。重視安全感，因此帶有敏感、念舊及戀家性格。擁有如母親般的包容與喜愛照顧人的特質，並且情感豐富容易受傷，這些特質都與它的守護星月亮有關。突顯巨蟹座特質的精油有羅馬洋甘菊與真正薰衣草。

　　與花草茶常見的德國洋甘菊不同，羅馬洋甘菊的氣味更圓潤甜美，是著名的兒童精油之一，亦能安撫內在小孩（Inner Child），有助於心思細膩，神經敏感的巨蟹座能安心自在，面對各種狀況時不流於情緒化。洋甘菊在藥草系統因它的外貌與消炎特性歸屬太陽植物，萃取成精油後，因其色澤與溫和的效果，許多人便將其畫分為月亮植物範疇。羅馬洋甘菊在魔法運用上能保護居家能量安全，能與巨蟹座作為「天底」的第四宮相對應。

　　另一種連結巨蟹座的精油為真正薰衣草。相對於台灣居家常備的薄荷油，真正薰衣草可說是歐美精油愛好者的常備良藥。同樣適合兒童使用的薰衣草，有多元的化學分子讓它能運用在各種身體的微恙狀況，如跌打損傷或頭暈目眩。而魔法的運用上亦是包山包海，從招桃花到長壽健康、與守護居家皆適用。如此全方位的照顧就像雞婆的巨蟹座對待自己人那般無微不至。

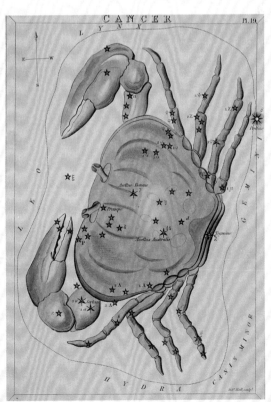

▲ 巨蟹座，Urania's Mirror; or, a view of the Heavens

無法忽視的搶眼卻溫暖至極的

♌ 太陽獅子座

甜橙與歐白芷

　　黃道十二宮中第五宮的獅子座，由太陽作為它的守護星。在人群中有絕對存在感，喜愛受到關注，也不吝於展現自我。對於保護屬於自己的群體有著熱情與執著，在華麗的外表下有著藏也藏不住的領導能力。突顯獅子座的兩種精油為甜橙與歐白芷。

　　隸屬太陽植物的甜橙是最具代表性的柑橘類精油，令人連想起小時候糖果裡的橘子口味，那般愉快、純真並且能激發使用者的創造力。看似好大喜功的獅子座往往動機單純，就像甜橙那般香甜而直接。在華夏文化中柑橘經常與豐盛、財富連結，也符合獅子座奢華的特質。

　　另一種精油「歐白芷」則有強烈特殊的氣味，英文名「angelica」來自大天使米迦勒，自古被認為有治癒和預防疫病的功效，它能強化人的氣場。特別是根部萃取的精油使人有穩固的基礎後壯大，進而產生積極的信念。隸屬太陽植物的歐白芷與獅子座屬性相仿，氣味強烈讓人無法忽視卻又十分溫暖可靠，如同獅子座保護群體那般驅避災厄。獅子座使用歐白芷更能彰顯其領導與保護友伴的特質。

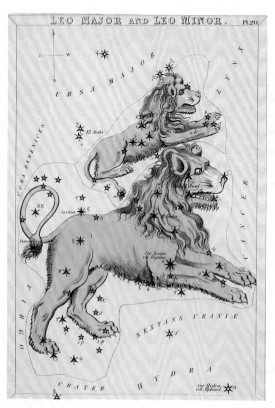

▲ 獅子座，Urania's Mirror; or, a view of the Heavens

嚴謹又偏好乾淨整潔的

♍ 太陽處女座 ●

真正薰衣草與甜茴香

由水星守護的處女座位於黃道十二宮的第六個宮位。有條有理一絲不苟，注重細節且具完美主義傾向。嚴謹的處女座擅於歸納與整理，堅持原則且帶有批判精神。能將紊亂事物理出規則、找出重點是處女座的強項。突顯處女座特質的精油為真正薰衣草與甜茴香。

拉丁學名為「清洗」的真正薰衣草能帶來潔淨的能量，給與使用者乾淨整齊的舒適感，非常適合身處混亂狀況的處女座，為他們帶來平和的心情而不焦躁。而薰衣草最著名的功效安眠，它能使處女座停下腦中的思緒全面放鬆，試著用薰衣草緩和因緊張帶來的身心問題。

甜茴香則是另一種對應處女座特質的精油，作為香料植物的甜茴香有助消化，也能幫助產婦分泌乳汁，是歐洲發乳茶常用配方之一。過去酪農會在飼料中加入茴香以增加牛奶產量，因此甜茴香本身有著使能量流通的特質，它讓處女座表達內心想法時更加順暢、不羞澀、清楚且明確。

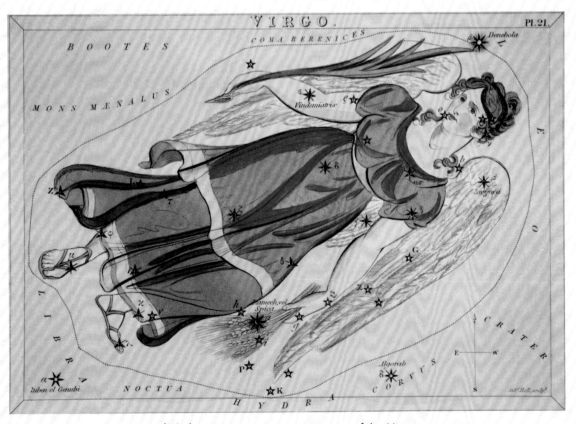

▲ 處女座，Urania's Mirror; or, a view of the Heavens

力求在社交與家庭之間都完美和諧的

● ♎ **太陽天秤座** ●

天竺葵與香桃木

由金星守護的天秤座位於黃道十二宮的第七宮。如同該星座的象徵物，天秤座重視對等、和諧，而且非常擅長換位思考。他們擁有優雅的品味，絕不會讓自己落入俗套。對待人事物喜愛中庸之道，不喜歡撕破臉，同時與不同的小圈圈往來，造就他們良好的人際關係。突顯天秤座特質的精油有天竺葵與香桃木。

常見的玫瑰天竺葵與波旁天竺葵皆可使用。天竺葵擁有玫瑰氣味卻沒有玫瑰花的厚重感，非常適合亮麗輕盈的天秤座，天竺葵與玫瑰一同被歸類在金星管轄的植物當中，魔法用途多半與愛情相關，給使用者帶來好人緣，而天秤座使用則可突顯人際關係的優勢。再者天竺葵有助身體水分的「平衡」，這也是天秤座最重視的事。

另一款精油香桃木，是另一種金星女神阿芙蘿黛蒂的代表花卉，因此在魔法效果上與愛情有關，亦能帶來家庭和諧。對呼吸系統功效卓越，帶給使用者順暢的呼吸。心理效果中能為天秤座帶來正視問題的勇氣，擅長換位思考的天秤座往往優柔寡斷，陷入猶豫不決的狀態，桃香木給予他們面對棘手問題的能量。

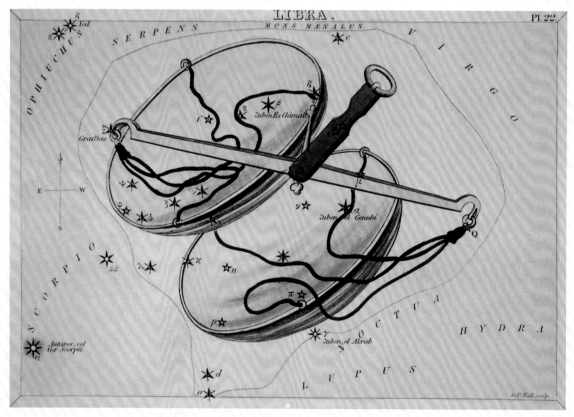

▲ 天秤座，Urania's Mirror; or, a view of the Heavens

♏ 太陽天蠍座

廣藿香與大西洋雪松

在古典與現代占星中擁有不同守護星的天蠍座同時是火星與冥王星的子民。由於二者皆是代表考驗的行星，而造就了天蠍座堅毅的特質。敢愛敢恨是外界對他們的刻板印象。記仇與愛恨強烈的特性其實是天蠍座壓抑情緒後最終爆發的結果。而不擅情緒表達的天蠍們也給人一股神祕感。突顯天蠍座特質的二款精油分別是廣藿香與大西洋雪松。

廣藿香能帶來身心合一的效果，魔法用途則可分為招財與催情二大類。在醫藥占星中天蠍座掌管生殖器官，因此即使天蠍座抑壓情緒，對身體的感官則卻是相對強烈。廣藿香使天蠍們展露出性感的魅力，對身體更有自信。

另一款精油大西洋雪松，則是突顯天蠍座的心靈特質。魔法效果方面，能淨化並消除惡夢的雪松，可安撫天蠍多慮的情緒，並在靈性的世界中引導他們不被負面能量持續糾纏。而粗大厚實的雪松亦有沉著穩定的能量特質，這部分則符合天蠍座耐力與堅毅。

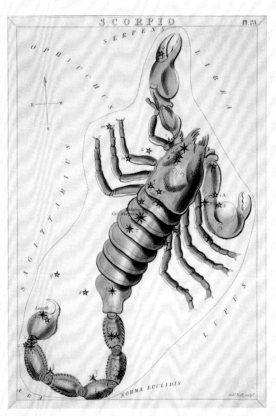

▲ 天蠍座，Urania's Mirror; or, a view of the Heavens

目標崇高且勇敢冒險的

♐ **太陽射手座**

黑胡椒與佛手柑

　　守護星為木星的射手座位於黃道十二宮的第九宮。自由奔放是他們的代名詞，人馬是該星座的象徵，同時顯示出上半身為人下半身為馬的雙重特質，他們無法被限制在既定的規範，需要不斷挑戰並開展新視野，追求崇高目標的他們時常不拘小節。冒險是他們生活與生命的一大樂趣。突顯射手座的兩款精油包括黑胡椒與佛手柑。

　　黑胡椒的辛辣與爆發力，使它在消災解厄上有良好的效果，也對應射手座那股無法被禁閉的放蕩不羈，幫助他們不斷突破向未知的領域探索，給與他們行動力與活力。作為辛香料之首的黑胡椒能使料理的滋味活潑有變化，正符合射手座的幽默特質。

　　適合射手座的另一款精油為佛手柑。佛手柑能增加使用者的血清素改善憂鬱，擁有撥雲見日的積極能量。柑橘類都有的明亮特質，符合射手座樂天的性格。此外佛手柑也是諮詢師的好夥伴，不但能有效使個案打開心防，同時可維持空間光明的能量。

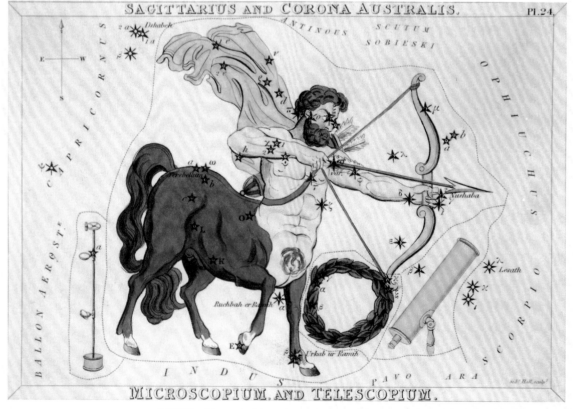

▲ 射手座，Urania's Mirror; or, a view of the Heavens

精打細算又善於實踐目標的

♑ 太陽摩羯座

絲柏與茶樹

在秋分開始的摩羯座的位於黃道十二宮的「天頂」，也就是第十個宮位。吃苦耐勞，天生帶有使命感是摩羯座的最大特色。務實是他們座右銘，精打細算是他們生活的樂趣。摩羯座對個人訂定的目標有極高的耐性，總是將眼光放得很長遠，不愛冒險也懂得避險。突顯摩羯座的精油為絲柏與茶樹。

絲柏與摩羯座相同，皆與土星連結，自古絲柏也與死亡、重生有關，身體效果上它能幫助多餘的水分排出體外，有效緩解水腫問題；而能量效果上也能協助淤塞的能量代謝。摩羯座個性堅持，不擅長卸下別人加諸與他們的負擔，絲柏幫助他們排解那些該流動的能量，試著讓輕盈的氛圍流入他們的生命。魔法配方上絲柏樹能緩和別離的悲痛，並守護居家安全。

另一種適合摩羯座的精油為茶樹，以提升免疫力與抗痘聞名的茶樹，在能量效果上能給使用者與外界抗衡的力量，簡單來說便是提高抗壓力，這正符合擁有超強抗壓性的魔羯座。無時無刻不為任務和人生目標打拼的摩羯座非常需要茶樹為他們提振精神。

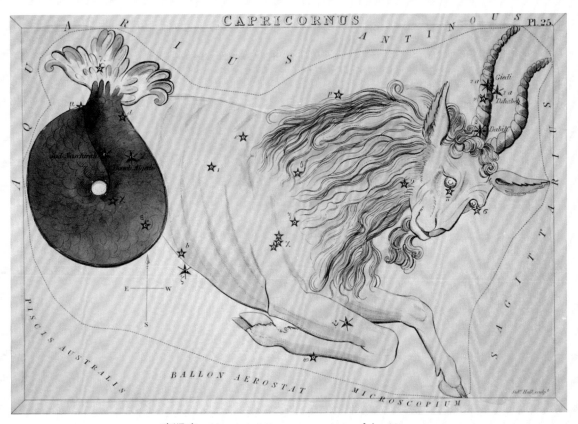

▲ 摩羯座，Urania's Mirror; or, a view of the Heavens

聰明與靈性兼具的

〜〜 太陽水瓶座

橙花與葡萄柚

位於黃道十二宮第十一個宮位的水瓶座，人生中總嘗試跳脫世俗從獨特的觀點看世界，他們是普世價值的捍衛者，也重視人道主義。水瓶座往往被外界視為外星人，也像外星人的高度一般以清晰視角視人，因此看人相當準確，亦具有很強邏輯與理性思維。突顯水瓶座的精油為橙花與葡萄柚，連結水瓶座的二種精油都是柑橘類。

橙花擁有花朵類精油中相對清輕淡雅的氣味，它讓人從潛意識的海洋中汲取靈感，不被眼前的事物或成見所束縛，重新找回靈魂的自由。它讓身心靈合一，並找回純萃的感受，對緩和緊張有效，並能為世人帶來希望，這也正是水瓶座的理念。

另一款為葡萄柚。葡萄柚如同其他柑橘類精油一般給人明亮愉快的感覺，理性的水瓶座較少讓自己陷入情緒漩渦，時常會一派輕鬆地去看待各種問題，完全不受傳統價值所拘束，而葡萄柚能為水瓶座消弭與他人的代溝，保持人際和諧，同時讓水瓶座有保有自我的快活感。

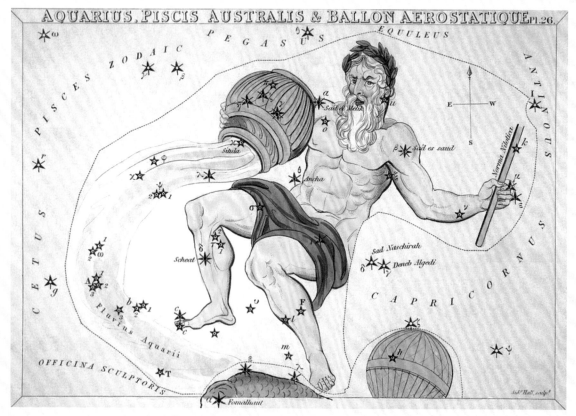

▲ 水瓶座，Urania's Mirror; or, a view of the Heavens

心思細膩富有同情心的

♓ 太陽雙魚座

香蜂草與花梨木

位於黃道十二宮裡最後一個宮位的雙魚座，時常被人認為擁有老靈魂或活在夢的世界當中。正因為是黃道十二宮最後的宮位，對世俗的人事物沒有強烈的執著，他們直覺極佳，浪漫而感性，還是典型的利他主義者。心思細膩更甚於巨蟹座，因此同情心強，很容易感受他人的情緒和需求，有時會成為自己的情緒負擔。適合雙魚座的兩款精油包括香蜂草與花梨木。

帶有檸檬香氣的香蜂草，自古對解憂鬱與其情緒困擾有助益，它能讓心情清明，注入陽氣，並強化生命力。煉金術士甚至稱香蜂草為「生命的萬靈藥」。它對應了雙魚座強烈的直覺，同時也能為同情心氾濫的他們分憂。

另一款適合雙魚座的精油為花梨木，則有療癒創傷與平衡付出之用。花梨木精油有甜美的香氣，同時也擁有樹木類精油的沉穩，能穩定核心的能量。它支持雙魚座擁有更踏實的核心，一方面療癒過去創傷所留下的千千萬萬個結。當深層的糾結被化解，並能帶來更輕鬆愉快的人際關係，不再只是雙魚座單方面的付出。

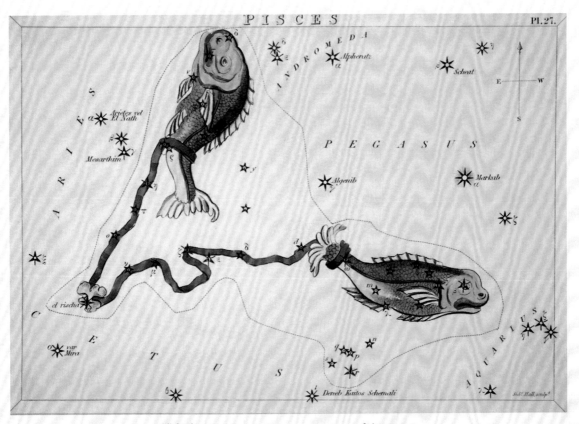

▲ 雙魚座，Urania's Mirror; or, a view of the Heavens

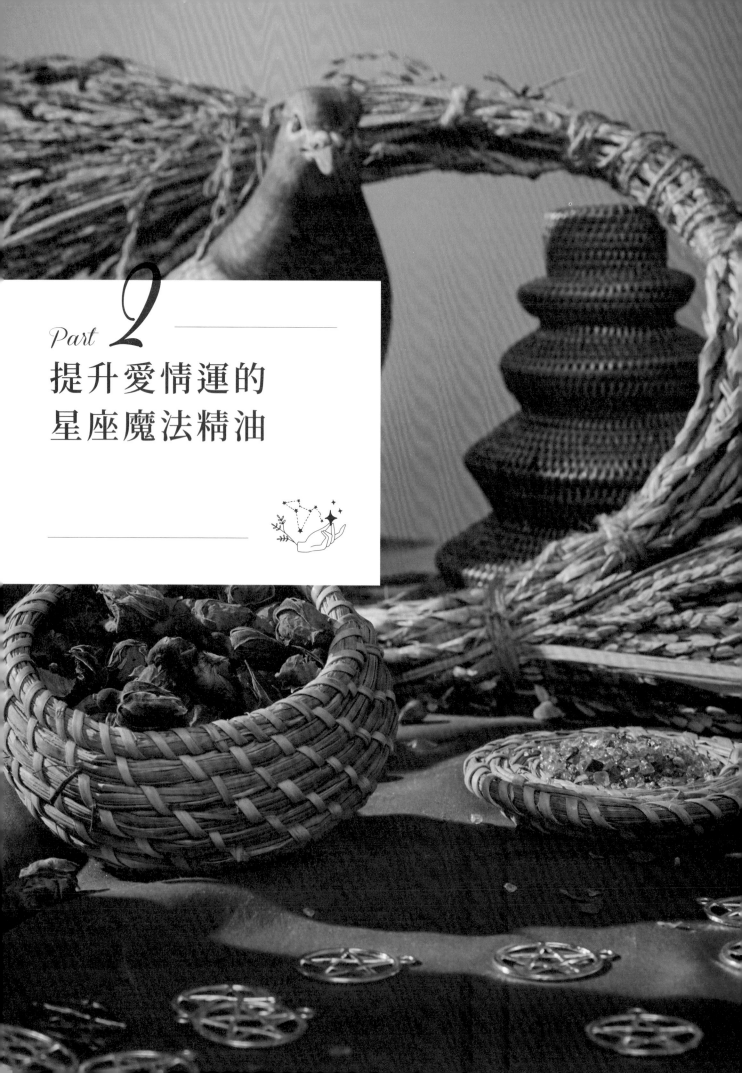

Part 2

提升愛情運的
星座魔法精油

十二星座愛情觀與搭配精油
金星星座魔法精油

> 我們能在一個人的星座命盤看到太陽、月亮、水星、金星、火星、木星、土星、天王星、海王星、冥王星十個行星在黃道宮位上運行。他們各別掌管人生中不同的面相，如同赫密士主義著名的格言「如其上，如其下」，古人認為大宇宙中的天體星晨呼應著人體的小宇宙以及人的性格與命運。當我們要製作出好的魔法精油配方，可依據星座命盤給的線索找到適合的精油。

一個人的主要特質可從太陽看出來。而我們往往會發現許多人談起戀愛似乎變了一個人，跟他的太陽星座有很大的出入。像是職場上的商業女強人，碰上愛情可能變得手足無措，或是渴望小鳥依人；明明看起柔柔弱弱沒什麼主見的朋友，感情觀卻意外大膽。這些落差來自於掌管愛情觀的金星與太陽星座坐落在差異性極大的位置。

金星的英文名為「Venus」，為古羅馬掌管愛與美之神，主掌戀愛、美與享樂。因此要觀察一個人的愛情觀、戀愛模式或喜好往往和金星所坐落的星座脫不了關係。調一瓶提升戀愛運的魔法精油，除了太陽星座外，必須一同參考金星星座才能更到位。

為十二星座選定的二款精油都是符合該星座的戀愛特質，有些是作用在於強化優點，有些則是修補缺點之用。

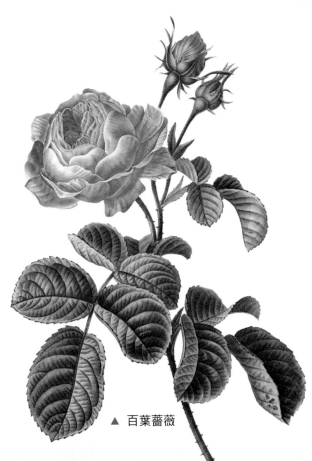

▲ 百葉薔薇

一股腦陷入戀愛的

♈ 金星牡羊座

沉香醇百里香與甜橙

太陽星座牡羊的主要性格是活潑、熱情與活在當下。而金星牡羊座則是在戀愛模式與喜好上展現出這股熱力。他們容易一股腦陷入戀愛，也樂於主動追求，如戲劇中火山爆發般無法自控的熱愛，便是金星牡羊的戀愛態度。不過熱度無法持續太久，對世界充滿好奇心的牡羊們很容易被其他目標激起新的熱情。與金星牡羊連結的精油有沉香醇百里香和甜橙。

百里香自古與「勇氣」這個關鍵字連結，中世紀國王賜與騎士百里香表彰其勇氣。無論是藥草或精油都有防腐抗菌的功效，能量頻率與牡羊座相仿，同樣是熱情勇敢不怕挑戰，正符合牡羊們追求愛情的行動力。

另一款精油甜橙則有助於牡羊座在面對感情能常保新鮮，火熱與快樂的戀愛是牡羊座所追求的，而甜橙多汁且甜美，讓他們不會太快對戀愛目標產生倦怠感。

慢熱卻佔有慾強的

♉ 金星金牛座

快樂鼠尾草與伊蘭伊蘭

金星金牛座對待愛情相當務實，多數感情觀較傳統，對待認定的對象不吝給與物質照顧，喜愛細火慢燉感情，進入戀愛速度慢，對牡羊座那般的暴衝型追愛方式敬謝不敏，會以實際的角度評估對象是否有交往價值。而戀愛中的金牛具較強的佔有慾。適合金星金牛提升戀愛運的精油有快樂鼠尾草與伊蘭伊蘭，兩者都使人與身體有更強的連結並打開感官。

快樂鼠尾草有非常好的放鬆效果，有助女性生殖系統與調經，在能量效果上能滋養靈魂中的陰性能量，並開啟使用者的感官。戀愛中身體契合是金牛非常重視的要素，快樂鼠尾草能使金牛座展現出身體魅力。

另一款精油為伊蘭伊蘭，同樣有催情與滋養陰性能量的效果，對舒緩焦慮亦有功效。伊蘭為花朵萃取精油，擁有飽滿和開放的能量，能讓使用者愉快自在地敞開自己享受關係。與金牛座相同都屬於金星所管轄，讓人愉快地享受感官帶來的各種快樂。

需要換口氣再繼續狂聊的

Ⅱ 金星雙子座

尤加利與香桃木

金星雙子無法與話不投機的對象往來，口語交流以及保持戀愛時的新鮮與趣味性十分重要。他們看待愛情相對理性，以遊戲的方式享受戀愛，並且崇尚自由，無法忍耐過於黏膩的交往模式，即使熱戀也很需要個人空間。金星雙子重視彼此想法的契合、以及相處是否開心快樂，一成不變會讓他們逃之夭夭。

適合金星雙子的精油為尤加利與香桃木，兩款精油都有助於呼吸系統，是讓人能深呼吸的氧化物類精油。其中尤加利精油有多種可選擇，一般可用藍膠尤加利或澳洲尤加利，其中以澳洲尤加利較為溫和。尤加利能帶來樂觀的思緒，亦能平息爭論。

另一款金星雙子適用精油為香桃木，在精油化學分類中屬於氧化物類，氣味清涼，能加強風元素能量的流動，如腦袋運轉與溝通表達。雖然兩者同是氧化物類精油，卻比尤加利更柔合，夜間使用也不會造成睡眠問題。二款精油都為金星雙子在溝通上帶來更多樂趣。

拿得起放不下的

♋ 金星巨蟹座

玫瑰草與真正薰衣草

金星巨蟹的感情觀相對保守，他們渴望讓自己有安全感的對象，感情中心細膩，不輕易提起也放不下，較無法大膽追愛，暗戀是常態。對喜歡的對象無微不至的照顧如同母親，也有強大的責任感，相對的在分手後也無法輕意忘記舊情人。適合金星巨蟹的二款精油為玫瑰草與真正薰衣草。

玫瑰草與香茅一樣是禾本科植物，擁有長劍般的葉片，外形有雜草感十分接地氣。名為玫瑰草便是因為它的玫瑰香氣，但卻不像玫瑰那般厚重，而是脫俗爽快。玫瑰草在魔法中有時與天竺葵一樣會作為玫瑰精油的替代品，不過它本身的能量形態是更直接的，能幫助巨蟹在追愛時不再鑽牛角尖、裹足不前，著眼在重點上。也能讓巨蟹更拿得起放得下。

另一款精油真正薰衣草則是突顯巨蟹照顧人的特質，以及帶來安全感。薰衣草著名的特長是讓人一夜好眠，讓腦袋轉不停的人，中斷紛亂的思緒進入安定狀態。薰衣草如同療癒者和母親，能接住各種狀態，雖然它對於重症效果不彰，卻能一網打盡眾多輕症，如同母親溫暖治百病的手。

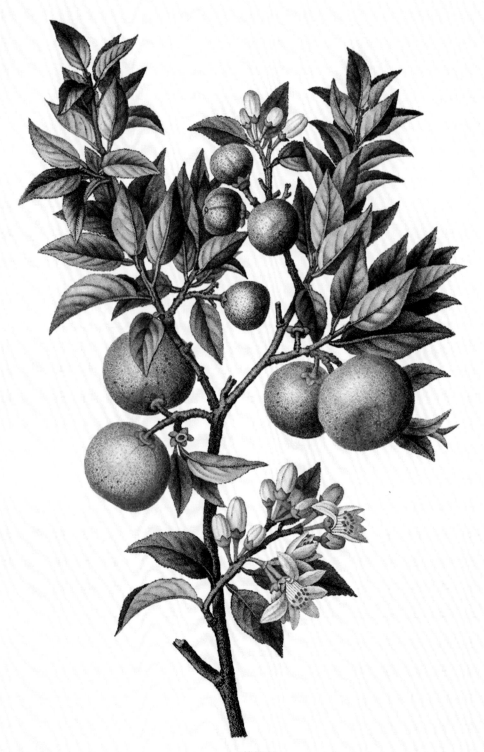

▲ 苦橙葉

金星獅子座

伊蘭伊蘭與苦橙葉

金星獅子的愛情相當地戲劇性，他們喜愛佔主導地位又熱情洋溢，對情感的表達毫不羞澀，會大方展現自己的光彩以吸引他們所喜歡的人接近，不總是主動追求。對待情人和巨蟹座一樣喜歡照料他們，但會依照自己的方式，有股唯我獨尊的感覺。

金星獅子適合的精油有伊蘭伊蘭和苦橙葉。伊蘭伊蘭來自南亞，帶有波浪狀金黃色的美麗花朵，亮麗迷人，在原產地常被用來祝福新婚夫婦，也是現代香水工業中的寵兒。伊蘭伊蘭的能量使人開啟感官，感受熱情，十分適合愛情中熱力四射的金星獅子。

另一款適合金星獅子的精油為苦橙葉。苦橙葉與薰衣草相同為所謂多分子精油，化學成分多元，什麼都有一點，這讓它成為調油救星，失敗的味道加一點苦橙葉就能變美好。這是一種「中介」的特質，金星獅子渴望在戀愛中為王者，卻會不小心地落入自我感覺良好的狀態，而錯過良緣。苦橙葉調整那過高或過低的能量狀態，也就是金獅子的過分自大與自卑，讓他們好好戀愛。

金星處女座

花梨木與羅文莎葉

金星處女往往對戀愛設有條件，有完美主義傾向，不容易戀愛，一但戀愛則可持久。進入戀愛前他們會理性分析並保持距離，戀愛後則是精打細算，有時會帶來壓力。他們在戀愛中有憂慮的特質，不容易單純享樂其中。處女的服務特質進入金星，讓他們善於照料其伴侶，有時則會過度付出。適合金星處女的精油有花梨木與羅文莎葉。

花梨木是另一種帶有玫瑰香氣的木材，能量運用上有兩大特質，一是平衡付出，二是療癒過去傷痛。古典占星中金星在處女座並不是個好的位置，處女的本質在戀情中容易感受到矛盾，花梨木能撫平處女在過去情感經驗中的受傷回憶，同時讓他們不過分付出。

另一款精油為羅文莎葉。羅文莎葉有益呼吸系統，並對部分空氣傳染病有抑制的效果。能量狀態上羅文莎葉同時對應阿育吠陀醫學脈輪中的海底輪與喉輪，分別掌管身體的脊椎底部與喉嚨之能量中心，它讓使用者先站穩腳步再為自己發聲，消除使用者本人所設下的心防。

重視對等付出的

♎ 金星天秤座

橙花與芫荽籽

金星天秤重視戀愛中相互平等的付出，喜愛高雅有品味的對象。過於黏膩而沉重的戀愛不是他們的喜好，當一段感情走不下去，會先放手的是金星天秤，因為他們希望好聚好散，不真的撕破臉。金星天秤需要戀愛也樂於走入婚姻，在戀愛有許多好運氣。適合金星天秤的精油為橙花與芫荽籽。

橙花的英文名「Neroli」來自一位義大利的尼羅利郡主，郡主因時常以橙花為香水因此得名。過去的歐洲會在婚裡使用橙花以象徵純真與愛情永久。橙花讓金星天秤即使戀愛也保持如皇族般的優雅氣度。

芫荽就是俗稱的香菜。台灣習慣使用它的葉片入菜，但精油多半萃取自它的種子。魔法用途中，芫荽常加入激起慾望的配方當中，而精油則是為使用者作能量充電。它能為空間帶來輕鬆愉快的氛圍，鼓舞冷漠的情緒，為金星天秤打造更容易社交的狀態。

不願受傷又佔有慾強的

♏ 金星天蠍座

肉豆蔻與沉香醇百里香

金星天蠍的戀愛是深刻而強烈的 ，他們要求百分之百的愛，一旦投入也要求自己付出一切，有強烈的佔有欲，同時認為性在感情中是重要元素。投入戀愛前金星天蠍有較高的心防保護自己，會對追求設下種種試煉，甚至帶來傷害，唯有經過重重難關才能讓他們敞開。若是感情受挫時，不是傷害自己就是傷害對方。適合金星天蠍有精油有肉豆蔻和沉香醇百里香。

肉豆蔻是南洋盛產的重要香料，也是打開大航海時代與帝國主義殖民的關鍵香料。它的香氣甜美又魅惑，能溫暖與使身體放鬆，但卻不能過多，劑量過高將帶來刺激。當肉豆蔻作為香料使用時，食用過量也有中毒的危險，種種都與金星天蠍所代表肉體與毀滅性相連。魔法用途中肉豆蔻能保持愛人的忠誠，以安撫金星天蠍多疑的心。

沉香醇百里香則是另一款適合金星天蠍的精油。在古典占星中，天蠍座的守護星為火星，金星天蠍連結的兩款精油都帶著小小的刺激性，需使用得當。百里香能提振挫敗與沮喪感，並釋放禁錮的心靈和撫慰心靈創傷。

熱愛挑戰高難度情人的

♐ 金星射手座

檸檬香茅與玫瑰草

金星射手座喜愛自由奔放的戀愛，不受世俗拘束，想愛就愛，同時享受追求的感覺，也喜歡挑戰難度高的對象，困難絲毫不會減少他們的熱情。即使進入戀愛也是停不下來的個性，會大方地表達情感，但非常需要個人空間，無法忍受被管控。適合金星射手座的精油有檸檬香茅與玫瑰草。

檸檬香茅擁有長劍般的葉片，是禾本科植物。氣味帶有檸檬氣息，強烈卻直爽。它使人振作，並產生行動力，讓腦袋中的想法化為具體行動去實踐。身體效果上能幫助消化，也是東南亞媽媽的發乳配方之一。金星射手在追求感情上是隨心所欲的類型，這也對應了檸檬香茅「實踐」的特質。

另一款適合金星射手座的精油為玫瑰草，與檸檬香茅同屬禾本科植物，即使擁有玫瑰氣味也不失奔放的特質，它對應金星射手對感情的直率與活潑，擁有不拘小節的特質。玫瑰草因其玫瑰氣味在魔法運用中有時會成為玫瑰替代品，都能為愛情帶來好運，但玫瑰草比玫瑰多了更多行動與接地的能量，像人馬一般奔放。

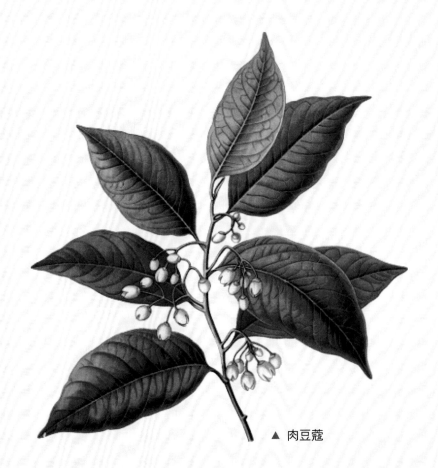

▲ 肉豆蔻

擅長談一場世俗戀愛的

♑ **金星摩羯座**

沒藥與岩蘭草

　　金星摩羯座的愛情觀相對傳統，選擇戀愛對象或戀愛模式會十分注重他人看法與社會觀感。他們會以實在的角度去評估對象，非常在意投資報酬率。一旦進入戀愛會相當專一和穩定，多數時候他們會預先作最壞打算。戀愛模式十分務實，較不擅長華而不實的浪漫行動。適合金星摩羯座的精油有沒藥與岩蘭草。二款精油都屬於較沉穩而不張揚的氣味。

　　沒藥與乳香一樣是著名的樹脂類精油。當樹皮被割破後所流出的樹汁凝結顆粒便成為樹脂，因此樹脂是樹木自我修復的方式之一。沒藥對應金星魔羯在感情中的悲觀主義，修復他們，並在關鍵時刻推他們一把。而沒藥的能量特質可讓人看見事物的本質與自我的本質，亦能讓金星摩羯在感情的評估中看到核心價值。

　　另一款適合金星魔羯座的精油為岩蘭草。它擁有細而長的根，能延伸到土壤之中，這款精油對應金星魔羯固守傳統與社會觀感的特質。岩蘭草在能量運用上適合光說不練的夢想家與靈性課程中毒者，協助回歸根本與平靜，同時安撫急躁與好大喜功的心。這些特質都與謹慎的金星摩羯不謀而合。

感情中不按牌裡出牌的

♒ **金星水瓶座**

橘與苦橙葉

　　金星水瓶對感情的態度理性而相對冷靜，對待情人與朋友不會有太大差別。在愛情上有前衛的想法，完全不在乎世俗並且收放自如。喜歡不按牌裡出牌，輕鬆自在的感覺，特別欣賞機智、冷靜有創造力的對象。與金星射手座一樣，即使在戀愛中也非常需要空間與自由，十分重視與戀愛對象精神層次、理想的契合。適合金星水瓶的兩款精油為橘與苦橙葉。

　　同為柑橘類精油的橘與苦橙葉分別萃取自果實與葉片，但二者皆擁有柑橘類的活躍、快活與自在，對應金星水瓶所需要的特質。萃取自果皮的橘子精油，比起甜橙多了一分微酸，因此能為思路帶來更多刺激與樂趣。此外橘子與羅馬洋甘菊一樣能安撫內在小孩，它讓使用者感受到與家族、團體的連結性，使金星水瓶不過分脫離。

　　另一款精油為苦橙葉。苦橙葉同時擁有葉片類精油的清新與柑橘類的活躍。它支持金星水瓶的多元觀點與跳躍的想法，也創造他們與他人的連結性，並看見更多的可能性。

小花茉莉與真正薰衣草

金星雙魚擁有浪漫情懷，感情豐富，並在戀愛中抱著犧牲奉獻的精神。他們跟著感覺走，容易陷入戀愛，會一無反顧並傾其所有。因極有同理心，容易愛上需要自己照顧的對象，並對他呵護備至。金星雙魚大概是唯一在功利社會中還相信至死不渝愛情的類型。適合金星雙魚的精油有小花茉莉與真正薰衣草。

茉莉精油中包括兩種氣味、能量相異的大花茉莉與小花茉莉。大花茉莉的身體感較強烈，而小花茉莉則淡雅而輕盈，常被用來泡成茉莉花茶。小花茉莉能撫慰創傷，帶來生存意志，氣味感性而帶著柔美的氛圍。

另一款適合金星雙魚的精油為真正薰衣草。金星雙魚與金星巨蟹一樣都會為喜歡的對象付出奉獻，而金星雙魚的方式又更加夢幻。他們容易被甜言蜜語所惑，也很擅長浪漫舉動，只為了讓對方感受到愛。真正薰衣草的能量便是溫柔的關愛與支持，它彰顯金星雙魚溫柔體貼的一面。

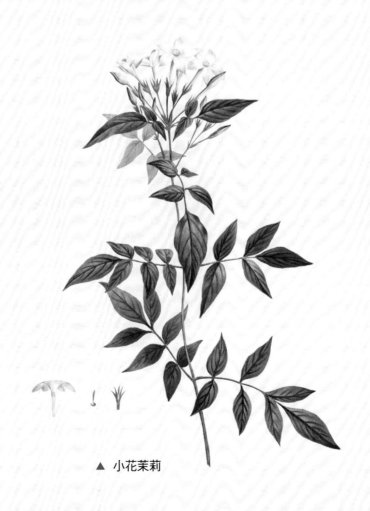

▲ 小花茉莉

基礎愛情魔法精油配方

　　跳脫星座特質的框架,其實還有不少精油可為愛情加分。它們隸屬不同行星管轄,擁有該行星的能量特質,除了參考星座特質找出適合個人需求的精油外,以行星屬性來挑選也是非常好的參考。你可以尋找與個人太陽星座對應的行星,例如牡羊座找火星植物,金牛座的守護星為金星,就找金星植物,以此類推。不知道自己太陽星座守護星的話,可以在第一章(第13頁)找到對照表。

　　再者,我們也可以單純就行星能量作考量。希望能受到關注的人可以選擇太陽或火星植物以帶來外顯和立即性的能量;而希望更有自信與魅力可以用金星植物;希望名聲遠播或有更好的溝通力則可以挑選水星植物。

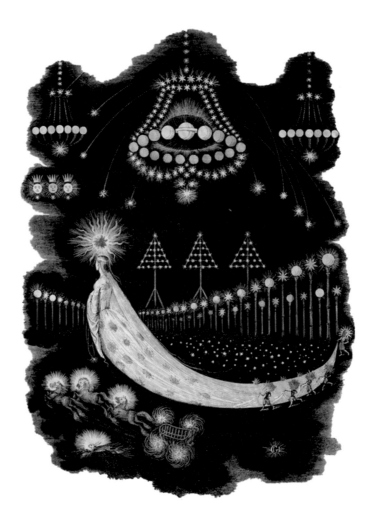

▲ 流浪的彗星

行星屬性	植物	功能
☉太陽	橙花	愛與喜悅，提升魅力。
	羅馬洋甘菊	增加吸引力，為配方加強效力。
	肉桂	提高身體能量與身體的吸引力。
	迷迭香	提高愛情與慾望魔法的效果。
☾月亮	茉莉	招桃花。增加身體感官，也帶來更深的精神交流。
	檸檬	提高戀人的忠誠，祈求感情持久。
	香蜂草	促進曖昧成功，發現真命天子。
☿水星	檸檬馬鞭草	增加個人魅力。
	甜馬鬱蘭	增加愛情的深度。
	薰衣草	招桃花。增加與戀人的精神交流，專一與守貞。
	蒔蘿	帶來幸福感，刺激性慾。
♀金星	百里香	提升魅力，招桃花。
	玫瑰	愛情保鮮，提升魅力。
	天竺葵	在愛中帶來交流與平衡，提高生育。
	香草	激起慾望，與愛情活力。
	岩蘭草	提升魅力。
	甜紫羅蘭	改變命運，與薰衣草搭配是強力的媚藥。提升性慾。
	西洋蓍草	延續與維持愛情。招桃花，使久未聯絡的朋友主動與你聯絡。
	伊蘭伊蘭	提高自信與魅力。
	綠豆蔻	精力劑，保持愛情的熱度。
♂火星	芫荽	串起二人的連結，精力劑，古老戀愛魔法用藥草。
	羅勒	增加情人間的共識，了解對方的心情。呼喚愛。
	小茴香	提高愛人對你的忠誠心。
	薑	為愛情升溫，與維持力。
♃木星	丁香	增加個人魅力。

▲ 行星植物與愛情功效

愛情精油調製程序

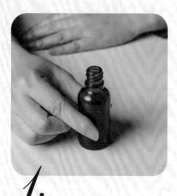

1.

瓶內吹一口氣。

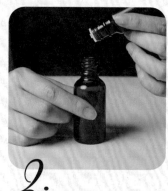

2.

滴入 2 滴太陽星座用油。

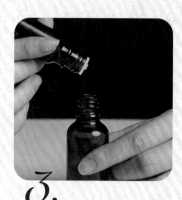

3.

滴入 3 滴金星星座用油。

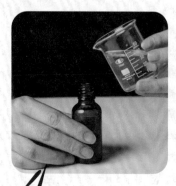

4.

加入 10ml 基底油。

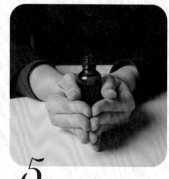

5.

觀想願望。

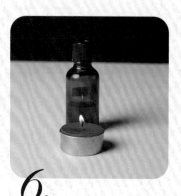

6.

點燃紅色或粉色蠟燭放
於魔法精油瓶前。

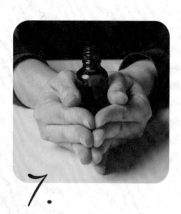

7.

靜心祈願。

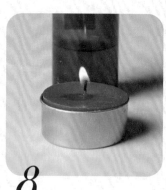

8.

靜待蠟燭燒盡。

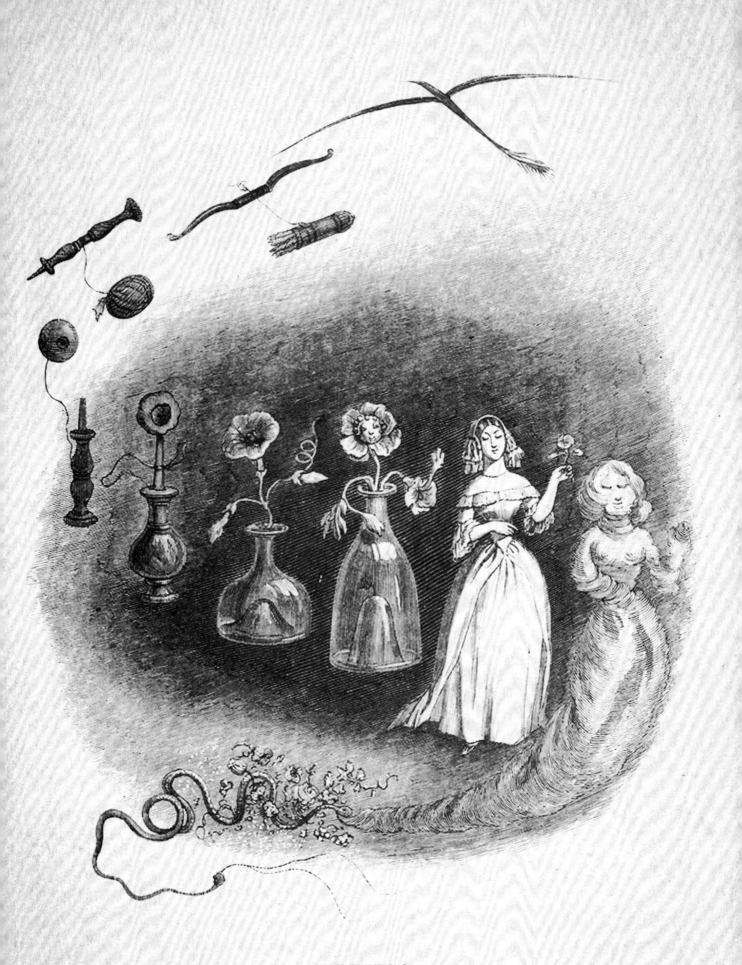

▲ 植物變形的魔法

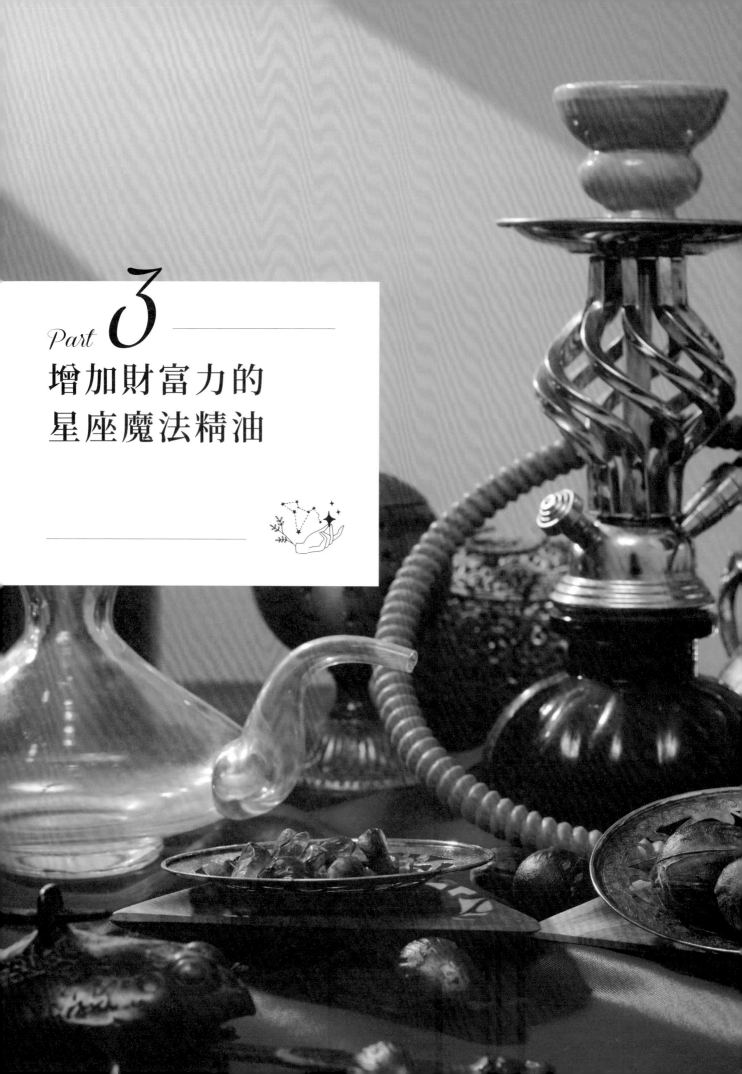

Part *3*

增加財富力的
星座魔法精油

在本篇的財富魔法精油中，我們會以更進階的方式尋找適合個人財運的精油。也會介紹一些基礎占星知識，以便大家理解為何要參考這些星座或宮位。首先十二星座各有特質，發揮在理財上也會顯現差異頗大的價值觀。我必須先說明，所謂十二星座指的是十二種不同的特質，不會有一個人僅符合單一一種極端的星座特質，由於個人星盤上還有不同行星作用且因行星中有各種相位的連結，而相位則會突顯出該星座是發展負面或正面的特質。

本篇星座理財觀可參考個人的太陽星座、金星星座以及二宮宮頭星座。太陽星座顯示一個人的外在與主要性格；金星除了顯露個人喜好類型，也可看出價值感與用錢方式；而二宮則代表個人價值觀與理財之運勢狀況。

★

十二宮各宮位意義

這個部分為大家稍微介紹星座命盤的基礎結構。當你拿到自己的星座命盤，會看到圓盤猶如蛋糕一般被畫分為十二份，裡面又有好幾層的圓環。你可以從圓盤對切線的左邊看到第一塊蛋糕標有牡羊座的星座符號，接下來便以逆時鐘的順序為金牛、雙子座、巨蟹座、獅子座、處女座、天秤座、天蠍座、射手座、摩羯座、水瓶座，最後回到牡羊座隔壁的雙魚座。這是黃道十二宮不變的順序，在每個人星盤上都一樣。這十二個區塊在占星上稱為「宮位」，泛指人生中十二個不同的領域，包括樣貌、價值觀、學習能力、家庭狀況、創造力、工作、健康、配偶、潛能、教育狀況、名聲、朋友與祕密。第一宮由牡羊座管轄因此又稱為牡羊宮，以此類推第十二宮為雙魚宮。

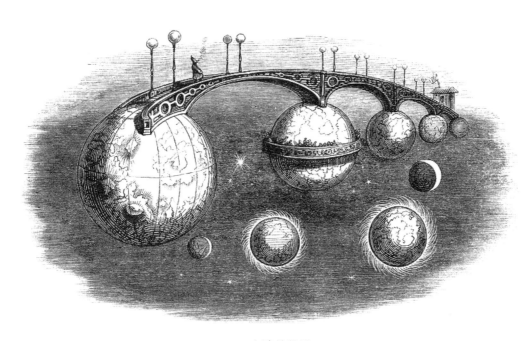

▲ 串連的行星

獻給女巫的精油魔法調香術

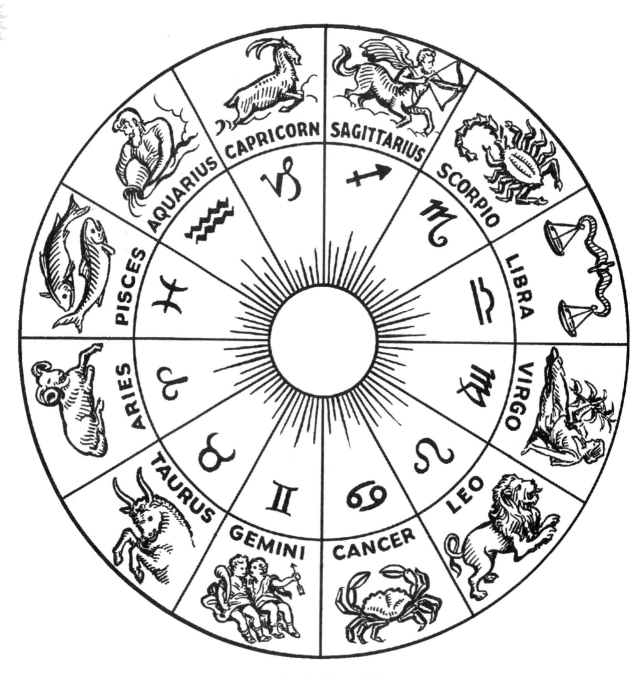

▲ 十二星座與十二宮位

十二宮位掌管項目

我們能依據該宮位是否有行星進駐或是該宮位宮頭所在的星座看出星盤主人在該領域遇到的事、特質及運勢。調製財富魔法精油時我們最關心第二宮的狀況。以下粗略讓大家了解各宮位掌管項目。

宮位	星座	掌管範圍
1宮	♈ 牡羊座	命運、身體狀況、外貌、生命力、自我
2宮	♉ 金牛座	擁有的資源、理財能力、價值觀、感官、追求物質的能力
3宮	♊ 雙子座	手足、鄰居、智慧、短程旅行、早期學習環境、語言文字與學習能力
4宮	♋ 巨蟹座	家庭、生活環境、童年生活、不動產、家世
5宮	♌ 獅子座	子女、創造能力、表現力、娛樂、戀愛運、禮物、休閒活動
6宮	♍ 處女座	健康運、部屬關係、寵物、勞動服務、工作運、疾病
7宮	♎ 天秤座	婚姻、合夥人、股東、人際關係、密友、公開的敵人、合約、法律、訴訟
8宮	♏ 天蠍座	黑暗面、共有的資源、他人或配偶的錢、性、死亡、意外、保險、遺產、潛能
9宮	♐ 射手座	長途旅行、國外、高等教育、哲學、社會福利、宗教道德
10宮	♑ 摩羯座	社會地位、名聲、榮譽、職業、外在形象、人生的頂點、政治野心、父母、老闆
11宮	♒ 水瓶座	朋友、志同道合者、社團、理想、社會意識、共同嗜好
12宮	♓ 雙魚座	精神面、小人、自我限制、人生的總結、隱密面、犧牲、祕密

二宮宮頭星座魔法精油

　　當我們觀察自己的星盤，會發現並非所有宮位裡都有行星進駐，行星有時候只分布在少數宮位當中，剩餘沒有行星的宮位在占星學中稱為「空宮」，即便是空宮依舊能判斷該宮位的運勢狀況。這時需要先找出該宮位的「宮頭」落在哪一個星座之中。所謂「宮頭」是指每個宮位區塊的起始點所在的位置，而第一宮的宮頭即為上升點。下圖的星盤為例，二宮的宮頭為摩羯座。三宮的宮頭在水瓶座，以此類推。

　　通常在判斷一個人的財富運勢我們會同時看二宮與八宮。二宮可看出此人的價值觀、理財能力等，換而言之便是自己賺錢與花錢的方式與狀況。而八宮則可看出來自他人的資源。本書所調製的財富魔法精油，以個人為出發點，藉由展現個人星座特質與消彌弱點來選擇精油，因此以二宮作為主要選油參考項目。每個星座挑選二種精油，一則展現星座特質，另一為補強弱點。調製時可選擇其一，亦可都使用。

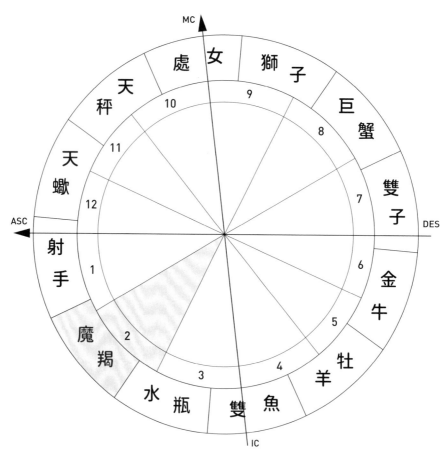

▲ 以2022年2月2日，凌晨2點出生為例。此人的二宮宮頭星座為摩羯座。

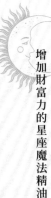

暴富或慘賠乃常態的

● ♈ 二宮牡羊座 ●

桉油醇迷迭香與甜馬鬱蘭

牡羊座的活力與衝動性格會反應在他們花錢的態度，因此要牡羊座存錢容易卡關，暴露在誘惑之下很容易衝動地砸下巨款。因為勇於冒險，有投資習慣的牡羊很能接受較高風險的投資方式與標的，可能暴富或慘賠，同時在財務出現狀況時又能快速作出反應去挽救頹勢。對於工作，早年較容易頻繁更換公司，非常需要一份忙碌的工作去消耗他們源源不絕的幹勁。討厭束縛喜歡主導，有好的生意頭腦，也夠大膽的牡羊座很適合創業當老闆，只是需要一位冷靜心思縝密的軍師來輔佐。

二宮牡羊座的人自我意識相當強，以自己為中心，任何起心動念都為了滿足個人意志。通常以目標為本不怕挑戰，花錢直接。會以積極方式賺錢，同時也捨得花錢。

可選擇桉油醇迷迭香或甜馬鬱蘭作加分與補強用精油。迷迭香的能量特質讓人活在當下，看到眼前的機會，讓牡羊座展現其特質中的行動力，掌握時機大膽行動。甜馬鬱蘭則為補強用油。能量特質讓人冷靜並降低欲望，可幫助牡羊座減少衝動購買和行事機會。

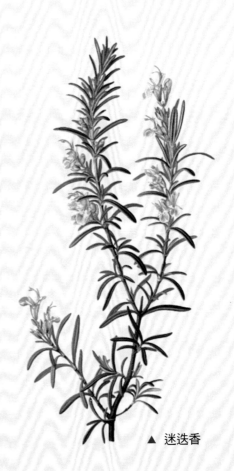

▲ 迷迭香

出手便高貴的

♉ 二宮金牛座

安息香與印蒿

用錢謹慎且深思熟慮的金牛座十分有耐心，容易在同一職場待數年不輕易更變。天生有累積財富的智慧，非常善於存款，看到帳戶數字增，加使他們感到安全與自己的價值。他們能忍住不花小錢，出手購入高貴而保值的東西。金牛座擅用個人的深思熟慮從事長期型理財計畫，因為他們有耐心並在評估風險與獲利上有精準眼光，但有時過度保守反被自己困住。

二宮金牛座的人非常重視「擁有」，是在愛情與麵包二擇一中，鮮少選擇愛情的那方。因為他們認為沒有麵包就沒什麼好談，他們喜歡累積財富帶來的安全感。消費型式偏好買保值商品。目標明確，慢慢累積財富，財不露白，無論賺錢或花錢都屬穩健型。

可選擇的精油有安息香與印蒿。氣味甜美的安息香又有東南亞的乳香之稱，它的能量溫暖穩定，讓唯物主義傾向的二宮金牛座獲得滿足。帶有美酒香氣的印蒿能量特質讓人忘欲憂慮，放掉執著，協助固執的金牛座有更活躍的空間，屬於補強型精油。

適合操作短線的

♊ 二宮雙子座

橘子與檸檬香茅

擁有精打細算的聰明腦袋，若有理財習慣則善於收集與運用各種理財資訊。無法忍受乏味工作的雙子座比較適合變化性高或訊息產業工作。而多才多藝的他們可以運用人脈拓展事業，同時兼多份差賺取金錢。與金牛座相對較沒有耐心，腦子動得快，計畫常趕不上變化，適合短線型或具流動性的投資標的，如股市或避險性貨幣。

二宮雙子座的人有靈活的理財頭腦，手上的資金快速周轉不停，有來來去去的傾向，鮮少固定留住。他們有一百種賺錢的方式，可身兼多個職位當斜槓一族。因此能看到別人身上的價值而成為成功的生意人。

雙子座可選擇的精油有橘子或檸檬香茅。與同是柑橘類的甜橙相比，橘子精油帶有微微的酸味，更具變化性與創意，它能讓二宮雙子座的人快速動腦，靈活運用在各項工作上。檸檬香茅則屬於補強精油，禾本科的檸檬香茅給人踏實感，氣味直接爽快，讓腦袋總是快於行動的雙子座擁有更多實踐力而非空想。

擅長穩定又保守理財的

● ♋ 二宮巨蟹座 ●

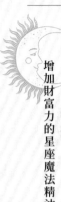

廣藿香與橘子

自我保護意識使二宮巨蟹座在理財方面偏於保守，他們需要透過存款與實質儲蓄才能帶來安全感，不喜歡高風險與不確定性高的投資方式，即使有好的投資機會也往往會因猶豫不決而錯過，甚至不予理會。工作方面為了家人可以忍耐，不喜歡離開舒適圈。較少衝動購物，花費大多與家人或住家相關，這些是他們安全感的來源，如此才有可能砸下大錢。對巨蟹而言往往會以直覺來決定投資方式。

二宮巨蟹座的人特別需要財務方面的安全感，很容易擔心錢不夠用。他們以直覺理財，較沒有金錢野心，偏向依靠老實工作的主動收入。擅長存錢，但因投資策略保守以及判斷力不佳，較不容易獲利。

可選擇的精油有廣藿香和橘子。廣藿香是財富魔法中經常使用的精油，帶有土壤氣味，能量特質有安定感，使二宮巨蟹座的人確切掌握需求，踏實安定。台灣人熟悉的橘子擁有太陽般的溫暖靈活的能量，在華夏文化中是經典的好運勢象徵。它為保守的二宮巨蟹座在理財上帶來活躍的思考與好運。

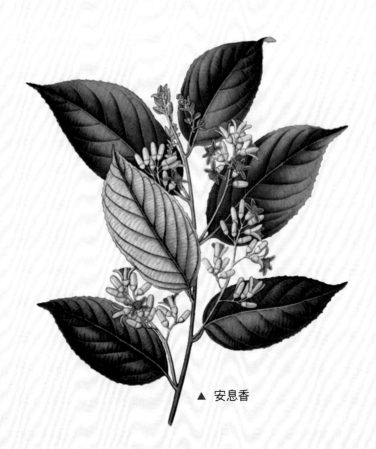

▲ 安息香

如大老闆出手闊綽的
♌ 二宮獅子座

佛手柑與沉香醇百里香

具有開創性的能力，無論投資或創業都能獨當一面，也對賺錢充滿熱情。二宮獅子座無論是小主管或是老闆都會毫不吝嗇地照顧下屬和員工，出錢出力，而且喜好奢華物品，花錢大器，身上不容易留住現金。屬於有野心賺大錢也花大錢，導致財富累積不如預期。不過獅子座在工作上相當有能力且有當擔，容易在職場顯露頭角，晉升快收入豐。有收集名牌、珠寶等奢華品的眼光，可以作為保值性投資。

二宮獅子座的人不屑小錢，想賺大錢懷抱美好的發財夢與事業野心。錢是表現自我力量的工具，他們能以自身的名聲或權力來獲得利益。並將所賺取的金錢投入使自己更受人注目的花費上。喜愛主導的獅子座也容易將錢花在宴客或照顧部屬上。

可選擇的精油有佛手柑與沉香醇百里香。佛手柑能使心情愉快並打開心防，展現獅子座太陽般的明亮氣場，並拓展可能性。沉香醇百里香則有積極與勇敢的能量特質，能支持二宮獅子大膽前瞻的理財計畫。

擅長精細數據分析的
♍ 二宮處女座

桉油醇迷迭香與檸檬

天生細心謹慎的處女座對數字相當敏感，擅長梳理複雜而多如牛毛的理財訊息，他們會分析數據作好規畫。不論是工作或理財都會自己訂定高標準以及確實的目標，並督促自己按步就班完成，連退休計畫也早早布局。他們在投資方面小心翼翼，是十足的理性派，絕不會衝動追逐熱門項目，而是依據個人精準的評估才下手。購買東西也先列購物清單，比較各通路差價，再加上各種信用卡或點數優惠，最後才用最優惠的價格入手。

二宮處女座的人以精打細算著稱，他們相信魔鬼藏在細節裡，會小心每一分錢的使用方式，作出完整的理財規畫，喜歡凡事作分析比較，十分有實踐力，但賺錢較勞心勞力。

可選擇的精油有桉油醇迷迭香與檸檬。迷迭香讓人深呼吸帶來清晰感，展現二宮處女座對數字的敏銳並馬上展開行動。檸檬精油有淨化與轉換心情的效果，可讓平日勞心勞力，錙銖必較的二宮處女減輕心裡負擔變得輕快，同時不失清新暢快。

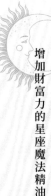

思慮過多無法看準時機的

♎ **二宮天秤座** ●

天竺葵與葡萄柚

擁有優雅品味的天秤座對美的事物一擲千金，即使手頭資金不足也不想降低生活水準，不太會虧待自己。大多的金錢都投注在朋友與高檔的花費。擅長換位思考的天秤面對選擇經常猶豫不決，三心二意的性格使他們在理財上偏好多元化規畫。即使遇到好的投資機會，也往往會因為思慮過多無法下決定最後錯失良機。工作方面與人合作會有好運，適合團隊工作或與人合夥，但因想與說比實際做來得多，身邊有協助執行的夥伴才更有效率。在投資上他們很怕麻煩但有獨到的眼光，可交給理專代為操作。

二宮天秤座的人財運好，容易透過與配偶或他人合作賺取金錢，對財富的態度相當隨性，但重視平衡，較少以高風險的方式賺錢。而賺來的錢大多花費在交際或提升生活品味的事物上。

可選擇的精油有天竺葵與葡萄柚。天竺葵散發玫瑰的香氣，能突顯天秤的優雅品味，並符合他們重視交流的特質，讓交際費轉為財富，取得有效連結。葡萄柚能解開人心束縛，自由對待他人與自己，協助使用者斡旋於成熟自在的人際關係，為二宮天秤的人輕巧推動財務周轉。

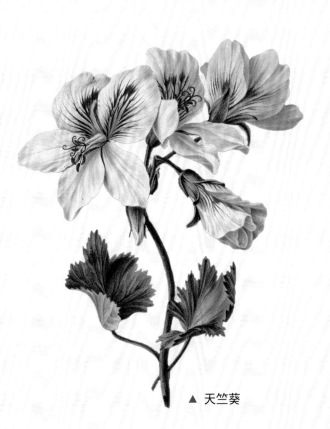

▲ 天竺葵

膽大心細懂出手的

♏ 二宮天蠍座

丁香與香草

二宮天蠍座的財運天生比較好，加上性格中的競爭心以及強烈的直覺，賺錢對他們而言並不難。此外，未雨綢繆的性格讓他們對風險敏感，投資上往往能避免追高而慘跌。他們擁有耐心，等待好的時機才出手，總是預先作最壞打算並規畫好未來的路。金錢本身不是天蠍座的最愛，賺錢才是。金錢可說是他們達成其他目標的手段，他們不會隨便投入心力，只對看準的事項投入大筆金錢。而他們也喜愛神祕感，往往有一筆連家人都不知道私房錢或小金庫。天蠍座不愛改變，偏好保守的投資選擇。

二宮天蠍的人有種神秘性及耐力，即使在投資上獲利，仍會未雨綢繆乖乖上班，慢慢累積財富。他們相當有理財頭腦，平日節省，真正消費時則會一口氣花一大筆錢。擁有危機意識的天蠍也善於處理財務上的問題。

可選擇的精油有丁香與香草。屬於香料類植物的丁香，來自丁香樹的花苞，因此帶有綻放的能量，乾燥後尖刺如丁而得名，可讓二宮天蠍座快狠準地賺錢；甜美的香草精油給人吃甜點般的幸福感，它能讓二宮天蠍滿足並享受成果，為賺錢感到喜悅。

賺得快也花得快的

♐ 二宮射手座

薄荷與岩蘭草

由木星守護的射手座除了有好的財運外，也十分樂天，較少擔心金錢，這使他們在投資理財上較不務實。工作若讓他們一直有追逐的感覺，便能激發其行動力與活力，快速獲得財富，但賺得快也花得快，加上他們願意承擔風險，不時會有賭一把的心態出現。投資理財也會因一時的興起而追求高風險高報酬的項目，即便有了損失，依射手座的樂觀性格也能很快從低潮中自我修復，依舊故我。畢竟木星為他們帶來的好運使需要錢的時候總有金錢入帳，進而使射手座在消費方面有享樂主義的傾向。

十二星座中財運最好的星座，需要錢就會有錢入帳，使二宮射手較無理財規畫，容易成為月光族。這不代表射手完全沒有理財腦，若認真學習會比他人更快上手，並充滿探索精神。有時他們追逐財富不全然為了物質上的好處，而是追求背後的精神獲利。

可選擇的精油有薄荷與岩蘭草。薄荷能瞬間擴張血管，使人感到清涼，並提神醒腦，可為二宮射手座的衝動購買收心；岩蘭草有綿長的根吸收土地能量，十分接地氣，讓錢牢牢留下生根穩定。

偷偷存大錢而低調奢華的
♑ 二宮摩羯座

薑與佛手柑

性格實際的二宮摩羯座對個人事業極具野心，即使是一般公司的僱員也是努力踏實的類型，可說是老闆眼中最有責任感的優良員工。他們為了得到更高的收入會拚命努力，積極向上爬，並持續累積財富，這使多數摩羯座到晚年都有良好的財務狀況。消費習慣也展現出他們務實的特質，鮮少衝動購買，省錢才是最重要的事。若要花費較大筆的金錢，勢必會投資在讓自己看起來成功的標的型商品，如低調奢華的名車等。喜愛有長期穩定收益的投資項目，投資策略保守，會迴避高風險高報酬的類型。

二宮在摩羯座屬於天生資源較少的類型，需要透過個人汲汲營營地累積財富，賺錢的路並不輕鬆，生活雖然樸實要求不高，同時也很怕沒錢。偏好作中長期的理財規畫，不喜歡風險與意外狀況，通常中老年財運較佳。

可選擇的精油有薑與佛手柑。薑精油來自該植物的球根，能量強而持久，給人強力的支持，讓二宮摩羯座在財富之路上規畫更踏實、收益更穩定；佛手柑本身有排去憂鬱與焦慮，使人看到希望的明亮特質，幫努力的二宮摩羯掃去對金錢的不安。

眼光獨到擁有前瞻性的

≈≈ 二宮水瓶座 ●

苦橙葉與檸檬

二宮水瓶座獨特的思考模式能為他們帶來與眾不同的投資策略，他們對新興產業特別感興趣，並擁有前瞻的眼光，偶爾會讓旁人為他們擔心是否風險過高。但水瓶座是最能跌破眾人眼鏡的一群，事後往往證明他們是對的。他們會為擁有共同理念的人事物付出金錢，部分水瓶座認為與公眾分享財富很正常，對累積個人財富沒有太重的執著，理財上有時相當隨性。由於眼光獨到，能嗅到未來趨勢，很適合與人合資創業或投資新興產業。不過必須小心運勢中的意外事件影響財務狀況，偶爾聽取他人意見不是壞事。

二宮水瓶座的人對金錢有超然的態度，完全是「錢財乃身外之物」的體現者。他們擁有一套自己才懂的獨特理財模式，很常在理財上作實驗或賭一把，錢會花在世人覺得奇怪的地方或是與他人分享。

精油可選擇苦橙葉與檸檬。苦橙葉有柑橘果實的光亮與跳動性，又同時有葉片的清新，支持二宮水瓶在理財上的多元觀點，看到各種可能性。檸檬精油讓水瓶對財務上的意外坦然面對，並有各種靈活的理財想法。

憑感覺理財或消費的

⿰ 二宮雙魚座 ●

膠冷杉與岩蘭草

對金錢相對看淡的二宮雙魚座，其實有非常好的直覺，只是容易受到外界各種理財訊息而影響判斷。同樣的，當雙魚座所處的是容易賺錢的環境，他們也會因融入團體變得更努力於賺錢。然而他們賺錢多數是為了愛或是為了他人，而非自己所用。若是雙魚座將錢花在自己身上，那必定是購買各種感受與體驗型的商品，追求浪漫體驗或感覺型的消費。無論是理財或消費都憑感覺，感覺來了就不會計較金額高低，情緒對他們的財運有重大的影響。

模糊邊界是雙魚的特質，因此二宮雙魚的人在金錢上人我分界感受低，加上同情心強，容易借錢給他人或捐款。對於世俗事物較不在意的特質使他們對數字概念較為迷糊。不是完全不在乎金錢，就是一股腦猛烈追逐。適合以心靈事業賺錢或從事個人喜好工作。

可選擇的精油有膠冷杉與岩蘭草。膠冷杉的氣味讓人彷彿身在寒帶森林，讓二宮雙魚清楚分界，獨立自主並客觀理性。岩蘭草的能量非常接地氣，讓迷糊飄飄然的二宮雙魚踏實作好理財。

T. 5. № 83.

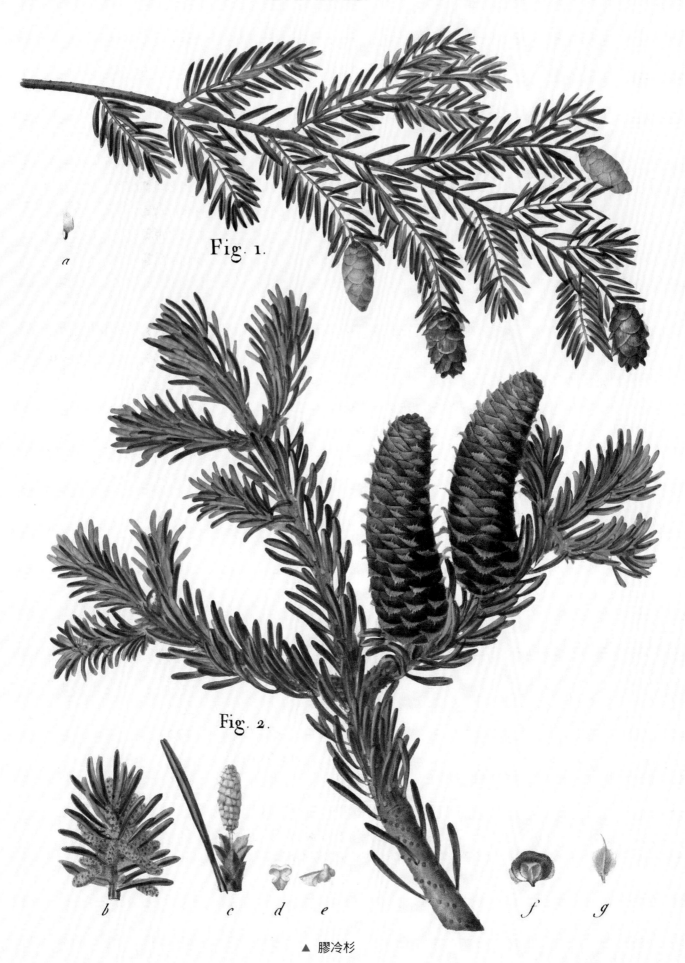

Fig. 1.

a

Fig. 2.

b   c   d   e   f   g

▲ 膠冷杉

二宮內星魔法精油

　　所謂宮內星系指星盤中十二個宮位內所落入的行星。每個人的星盤皆有十二個宮位與十大行星，雖然宮位的順序相同，但會因出生時間而變化一宮宮頭，也就是上一章所提的上升點會在不同的星座，而十大行星則會落入各個宮位當中，每個人分布的位置皆不相同，有人的十大行星會散落在不同宮位，有一些人則有集中在某幾個宮位的傾向。

　　若二宮中有行星進駐，可依據所進駐的行星自本節挑選需要的財富用油，若二宮沒有行星進駐，稱為空宮，則無需在這裡挑選。只需依據〈二宮宮頭星座魔法精油〉和〈基礎財富魔法精油配方〉章節找出自己需要的精油即可。

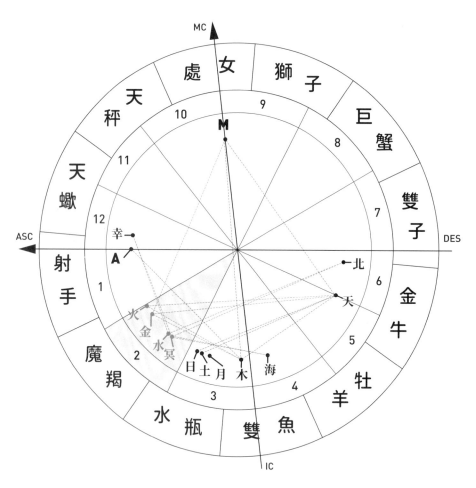

▲ 以2022年2月2日，凌晨2點出生為例。此人的二宮內星分別為水星、金星、火星與冥王星，除了可參考二宮摩羯座搭配精油之外，也可參考該章節的二宮內星搭配精油以提升財運。

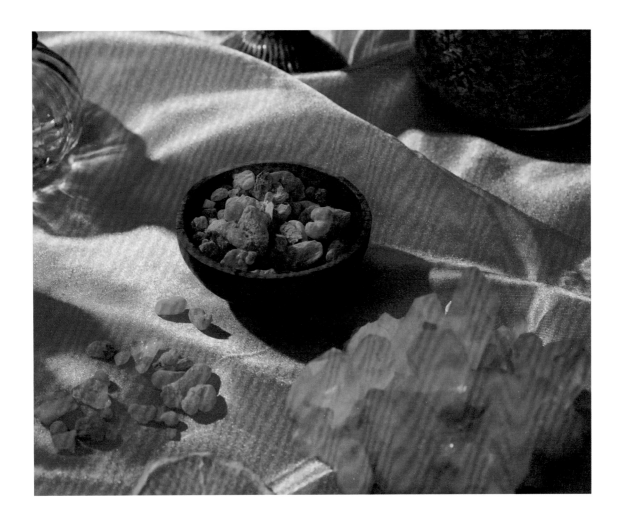

二宮內星座落

 ⊙ **太陽** ●

甜橙、佛手柑、乳香

　　太陽代表一個人的自我意識與中心思想，當它落入二宮則代表此人認為財富可證明身分與地位，會以增加財富的方式增加自我價值。佔有慾強烈，理財以自我中心，一切為了自己，財運佳也愛錢，並關心物質生活。

　　太陽在此宮位可使用甜橙、佛手柑或乳香，這三種精油都屬於太陽屬性植物，以同屬性植物增加太陽的能量。甜橙本身為常見財富用油，身體效果有幫助消化與帶來開心的情緒，它能給予創意、活躍的能量。佛手柑與甜橙有相同的身體效果，能幫助消化、解除憂鬱；而佛手柑多了一份展現自我的能量特質；氣味甜美的乳香是魔法儀式中的常客，有幫魔法觀想具象化的效能，在這此的配方中則能提升視野，讓目標更明確。

二宮內星座落

● ☾ 月亮 ●

甜馬鬱蘭、天竺葵、檸檬

月亮代表一個人的情緒反應、安全感與潛意識，當它落入二宮，代表此人以金錢獲得安全感，物質生活直接影響情緒好懷，相反地情緒與家庭狀況也直接影響財務。由於月亮與家庭、母親與女性相關，因此容易在這些方面花錢。加上月亮不穩定的周期性特質，收入容易有波動性。月亮在此宮位可使用甜馬鬱蘭、天竺葵或檸檬。

這三種精油皆為月亮屬性的精油，在此處幫助月亮展現它的正面特質。甜馬鬱蘭的身體效果能讓人溫暖並對自律神經失調有幫助，它為不穩定的月亮帶來安定感，讓人有被保護的感覺；天竺葵擁有玫瑰香氣，能代謝身體水分與排毒，帶來平衡的能量，減少過大的波動；檸檬有淨化的功能，帶來輕盈的能量與靈感。

二宮內星座落

● 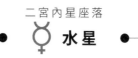 水星 ●

薄荷、甜茴香、苦橙葉

水星代表一個人的言語表達和邏輯思考，當它落入二宮代表此人金錢多半花在學習與獲取知識，可從事寫作、教學講課或交通運輸業以及財務管理。他們對數字非常敏銳，能靠好的腦袋與口才賺錢，可能有多元的收入來源。水星在此宮位可使用薄荷、甜茴香與苦橙葉。

這三種精油皆為水星屬性的精油，能彰顯水星能量的流動特質。薄荷能打通堵塞的能量，讓人思緒清晰與深呼吸，產生理性與清醒的能量；甜茴香的身體效用能幫助消化、排毒甚至增加產婦泌乳，促使能量快速流動；苦橙葉兼具柑橘類的活躍與葉片類的清新，帶來連結的能量。

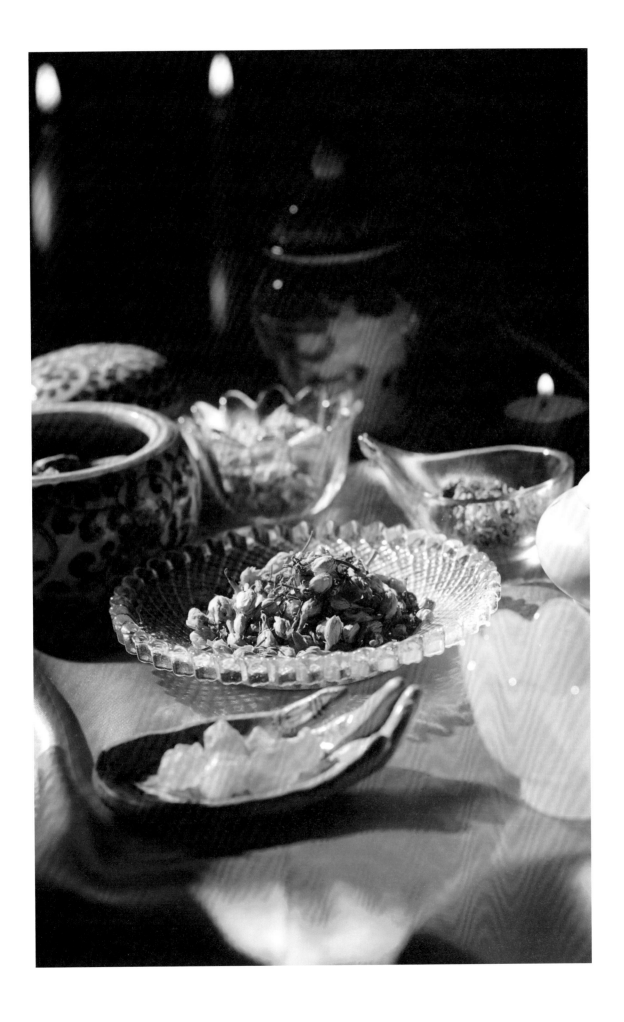

二宮內星座落

♀ 金星

香桃木、綠豆蔻、零陵香豆

金星代表一個人的愛情觀，審美觀甚至是消費與享樂方式。當它入二宮代表此人重視物質享受，有天生的美感，也十分擅長累積財富。可在社交圈、藝術活動等獲利，因此很適合從事公關產業，藝術品、美妝保養品的買賣。金星在此宮位可使用香桃木、豆蔻或零陵香豆。

這三種精油皆為金星屬性的精油，讓金星發揮正面的特質，氣味也都與金星連結，具優雅、甜美的味道。香桃木在傳說中是金星女神的花朵，身體效用上能調理肌膚與抗菌，能量特質方面能可替人際交流加分；綠豆蔻是印度咖哩中的常見香料，也常加在印度奶製品的甜點當中。精油的身體效果能改善胃食道逆流，並作為抑菌的體香劑。它讓人自我肯定，並獲得他人的青睞；即使沒聽過零陵香豆也必定對其氣味並不陌生，擁有如香草般的甜美氣味，過去用在甜點調味上。精油的身體效果能放鬆神經，對心臟或血液流動有益。能量效果上能影顯金星二宮享受人生的特質。

二宮內星座落

♂ 火星

沉香醇百里香、茶樹、甜羅勒

火星代表一個人的脾氣、行動力以及性取向。當它進駐二宮代表此人會為生存而拼命賺錢，積極追逐金錢。在購物上也有衝動傾向。火星帶有競爭與戰鬥的特質，因此在工作方面可承擔高風險、高競爭性或高壓的工作，如業務。因他們充沛的行動力與進取心得到相對較高的收入。火星在此宮位可使用沉香醇百里香、茶樹或甜羅勒。

這三種精油都帶有火星的爆發性特質，同時有助於財富，能將火星的正面特質充分展現。百里香的身體效果能緩解肌肉痠痛與尿道感染，在過去是贈與騎士表彰其「勇氣」的植物，能帶來突破，並使人勇敢承擔；茶樹是知名的抗痘精油，亦能提升免疫力，同時提升使用者的抗壓力；甜羅勒在身體效用上，可調理油性肌膚、促進經血排出並幫助消化。魔法效果上，它對人際與感情關係有幫助，同時也能帶來好的名譽與勝利。

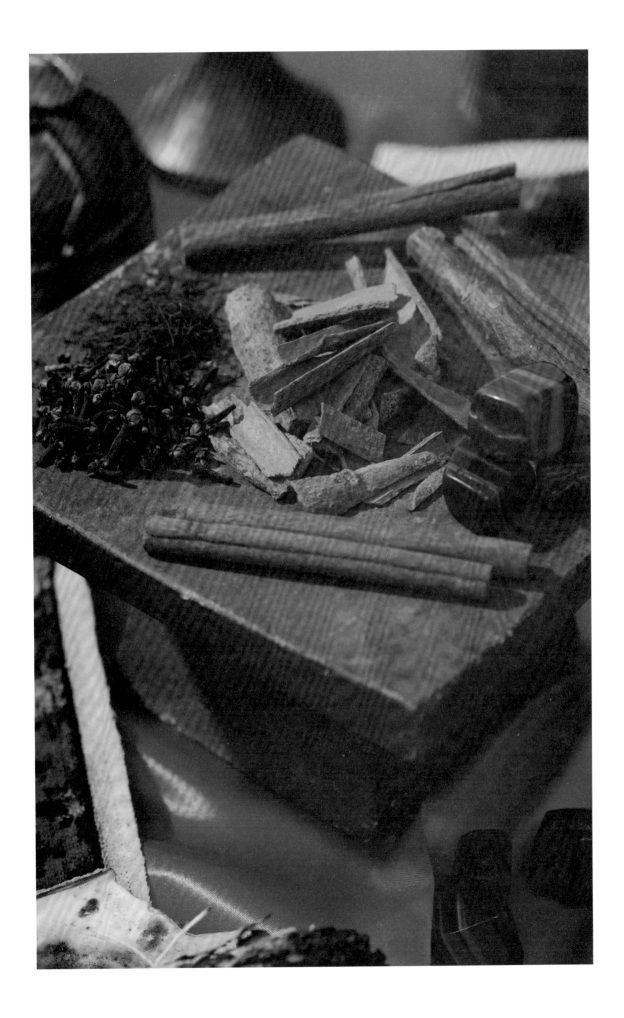

二宮內星座落

♃ 木星

香草、肉豆蔻、丁香

木星代表人的樂觀、自信及為人處世，有鬆弛與膨脹的特質。當它進駐二宮代表此人財運極佳，不那麼在意金錢，因此有揮霍傾向，用錢十分大方。能從事貿易或業務拓展，同時也容易在信仰投入金錢。木星在此宮位可使用香草、肉豆蔻或丁香。

這三種精油擁有鬆弛或擴張的特質，能突顯木星的能量。香草是最為人熟悉的甜點調味品，給人甜美幸福的感覺，帶來輕鬆且愉快的能量。肉豆蔻原產與東南亞，間接開啟大航海時代與帝國主義時代的歷史性植物，歐美常用於甜點料理。精油則讓人放鬆、舒緩局部疼痛，讓木星二宮的人享受他們的財富好運；丁香是熱力四射的香料植物，它有強力的消炎止痛作用，外形如釘的丁香可以釘住財富，讓人抓緊金錢。

二宮內星座落

♄ 土星

薑、沒藥、芳樟

土星代表一個人的悲觀、責任和行事態度，有緊縮和限制的特質。當它進駐二宮代表此人的理財觀較保守穩健，也可能較節儉，這多半和小時候得不到資源，甚至是貧窮有關。他們非常在意收入多寡，對金錢不安，賺錢可能也較辛苦，不過對事業十分堅持。土星在此宮位可使用薑、沒藥或芳樟。

這三種精油有土星的特質，可能展現出土星正面的能量。薑是台灣人最常使用的根部植物，補氣暖身且止吐，舒緩肌肉痠痛效果好。給人溫暖且持續性支持的能量，增加慢慢耕耘之底氣；沒藥為樹脂類精油，傷口修復極佳，心靈效果方面能給人突破難關的堅持與勇氣；芳樟則是帶有樹木類精油的穩定性，讓使用者有毅立不搖的堅定，同時有欲少欲望的功能。

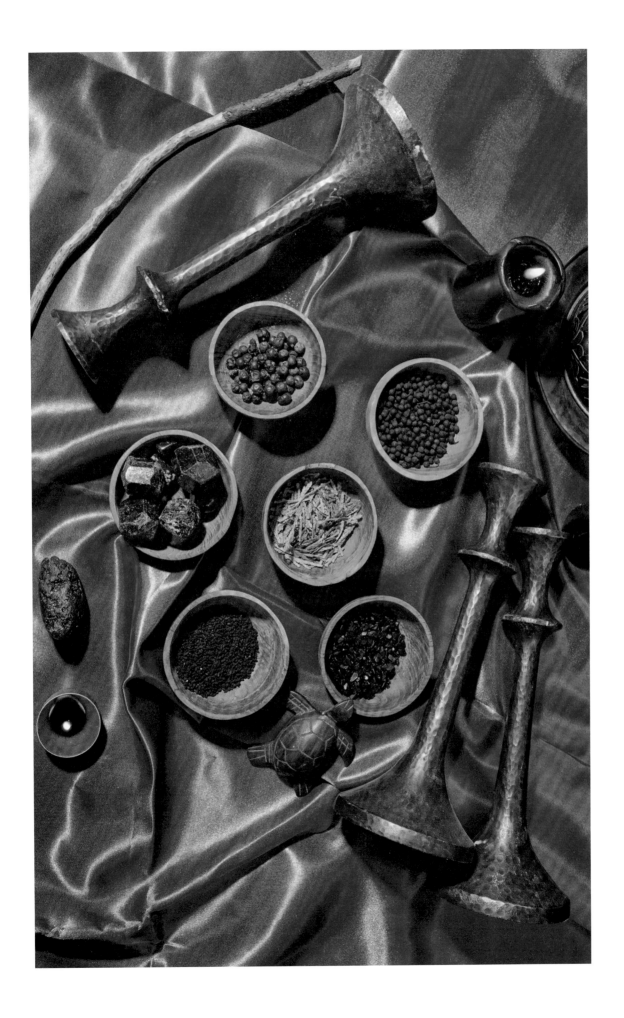

二宮內星座落

♅ 天王星

山雞椒、萊姆、安息香

天王星代表外在環境帶給當事人的意外與事件，可好可壞，與靈感、原創力、革新甚至是批判相關。當它落入二宮代表錢財可能來匆匆去匆匆，有許多突發狀況或劇烈變化。當事人有特殊的理財方式或收入管道。天王星在此宮位可使用山雞椒、萊姆或安息香。

這三種精油分別彰顯出天王星的特質所在。山雞椒又稱為馬告，精油對呼吸系統有幫助，作為佐肉香料時它的檸檬香能去油解膩，同時擁有種子類的希望與檸檬氣味所帶來的輕快，讓人在新環境或新領域快速適應；萊姆則象徵新想法以及不受拘束的自由自在；安息香是一種與香草氣味類似的樹脂類，能安撫打擊或創傷後的心靈，帶來巨變後的心理安定，很適合災後重建。

二宮內星座落

♆ 海王星

薰衣草、赤松、膠冷杉

海王星代表直覺、聯想力，有消融框架的特質，帶有神祕感、美感與藝術感。當它落入二宮代表當事人具豐富的想像力，能從事藝術領域工作。若相位不佳可能對公私財務不分，或突然捐出大筆金錢給宗教團體等。理財相信直覺，常有疏忽。海王星在此宮位可使用薰衣草、赤松或膠冷杉。

這三種精油分別展現海王星的正面特質，或減低海王星帶來的負面影響。薰衣草以安眠的效果聞名，對皮膚或感冒輕症有不錯的效果，能量特質方面能突顯海王星的放鬆與安逸；赤松樹木精油中帶有較溫暖陽剛的特質，也能幫助人冷靜，掙開枷鎖，並為二宮海王星突破盲點；膠冷杉讓人置身略帶潮濕的溫帶森林之中，給人冷靜的思緒，協助二宮海王在面對財務問題時理性冷靜。

♇ 冥王星

岩蘭草、廣藿香、白千層

　　冥王星有再生與療癒力，同時代表欲望、壓抑與潛能。當它落入二宮代表當事人對理財相當有潛力，一生都在尋找自我價值，並相信金錢等於權力。但對與金錢有深層匱乏感，會比其他人更努力賺錢。對財富有強烈欲望並且非常愛計較。冥王星在此宮位可使用岩蘭草、廣藿香或白千層。

　　這三種精油能為冥王星在二宮發揮正面特質。岩蘭草本身為常見的財富用精油，有細而綿長的根吸取大地的精華，它能安撫二宮冥王星帶來的匱乏感，使人與大地之母重新連結；與岩蘭草同樣擁有濃厚大地氣息的廣藿香促使身心合一，覺察內在核心，得到蛻變的力量；白千層在身體效果上能抗菌，處理呼吸道與尿道的感染，也是可舒緩頭痛與肌肉疼痛的天然止痛劑。能量特質則如同它一層層的外皮，支持脫皮蛻變，消解心理上的疲憊。

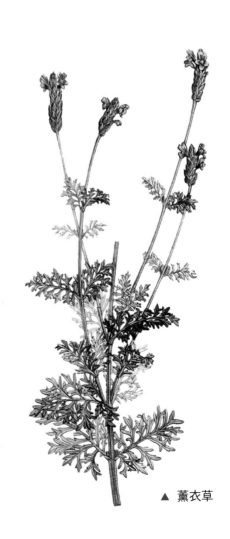

▲ 薰衣草

基礎財富魔法精油配方

當我們無法取得個人星盤，也可以單純使用具招財與提升財運效果的精油。每支精油都有他們所屬的行星屬性及魔法能量。我們可以參考魔法效果來挑選所要的配方，或是以行星屬性去搭配。太陽屬性精油能量多半對工作、名聲有幫助，能提升整體運勢；水星屬性精油有利於訊息的傳播；金星屬性則與個人吸引力有關；火星則有爆炸性的效果；木星能量則是增加與拓展；土星則給人踏實與安定感。

行星屬性	財富精油	身體效用	財運魔法
☉太陽	洋甘菊	（德國）消炎、抗敏 （羅馬）安撫中樞神經	召喚財富，為成功祈福。
	肉桂	抗菌、促進血液循環	增強磁場，招來財富。
	甜橙	鎮靜神經 促進循環與助消化	提升業積，特別是益於店家。
♀水星	歐薄荷	利肝膽、消化不良脹氣 止癢、緩解頭痛	帶來好運、達成願望與帶來成功，薄荷葉放入錢包能增加財富。
	赤松	呼吸道問題、激勵腎上腺	提升財運，可置於門口。
☿金星	茉莉	強化子宮、助產 性功能障礙	提升個人魅力，吸引財富。
	岩蘭草	失眠、調節雌激素 改善風濕關節炎	為店家帶來客源與財富，並招來好運，亦可防盜。
♂火星	甜羅勒	心因性消化問題 高血壓與循環問題	放置店門口或收銀台旁招來客人。
	薑	健胃、止暈 紓解風濕與關節炎	撒在錢上使其生根與增加，另可祈求成功。
♃木星	丁香	消炎、鎮痛	吸引財富，讓眼光精準。
	肉豆蔻	止瀉、消炎 激勵神經	帶來財運與好生意，商業發展用。
♄土星	廣藿香	消浮腫、解便祕 促進皮膚組織再生	具大地香氣，對財富提升、商業發展、業績增加等財富有助益。

▲ 財富精油身體效用與財運魔法

財富精油調製程序

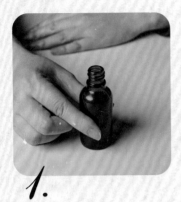

1.

瓶內吹一口氣。

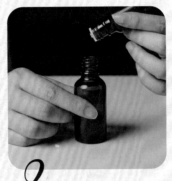

2.

滴入2滴二宮星座油，
與1滴二宮內星用油。

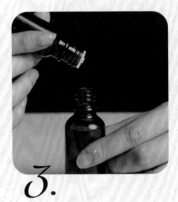

3.

滴入2滴基礎財富用油。

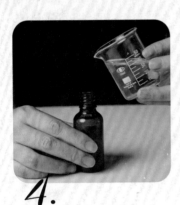

4.

加入10ml 基底油。

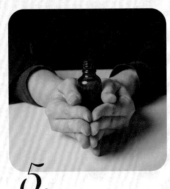

5.

觀想願望。

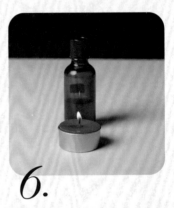

6.

點燃蠟燭放於精油瓶
前，財富魔法建議使用
綠色蠟燭，此為示意圖。

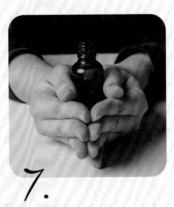

7.

靜心祈願。

8.

在心中具體地想像願望
實現的情景，並想像力
量與願望灌入魔法精油
瓶中。

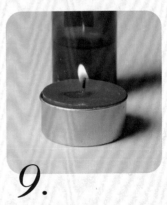

9.

靜待蠟燭燒盡。

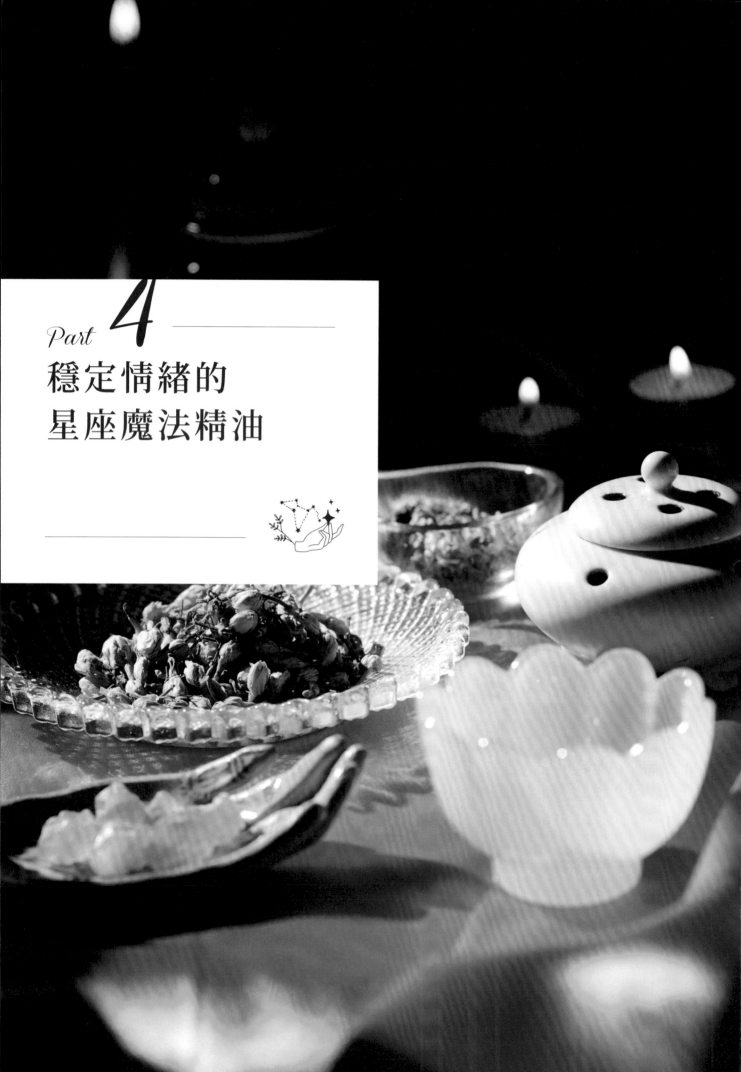

Part 4

穩定情緒的
星座魔法精油

十二星座的心境難題——
月亮星座魔法精油

> 上幾章我們理解太陽星座與金星星座在愛情與財運中所帶來的影響，本章節將單純處理情緒問題。

　　芳香療法對調整人的情緒問題之效果最顯而易見。相信大家一定會有自己熟悉的氣味，某些氣味會讓人想起特定的事、特定的感覺，進而引起特定的情緒，若以科學角度解釋，這全是因為氣味在人腦管理的位置與記憶相近的原故。當然氣味的好壞定義也相當個人化，全與成長經驗、文化，甚至是國族背景有關。精油所帶來的魔法效果、心靈、情緒效果無法拆開來單一討論，它們往往相互作用，就像一個完整的人一定同時擁有肉體、心智與靈魂那般缺一不可，並且在絕大部分的狀況下同時運作。當我們使用一支植物精油，它的化學分子影響我們的身體，它的氣味引起我們的情緒，它的能量與我們的靈魂共振，這就是魔法效果、情緒、身體效果很難拆開來解釋的原因。如同西洋煉金術的真諦，不在單純將劣金屬煉成黃金這麼表面，煉金術士藉由物質的轉變，同時帶來能量與靈性層次的蛻變。

　　因此調配一瓶複方魔法精油時若能同時考慮魔法能量、情緒效果並不忘身體效果才是最佳作法，三者調合是一門我們永遠無法停止探索的學問，也是藝術。

　　一個人的外在形象可以從他的太陽看出；金星可以理解他的愛情觀與價值觀；若想了解一個人情緒運作的模式以及安全感的來源，則是觀察他的月亮星座。有些人的公眾形象與私下樣貌大相徑庭，全是因為太陽與月亮星座有巨大差異，這些差異讓周遭的人吃驚，有時也會造成當事人的困擾。因此若想了解一個人的「真面目」，不得不看他的月亮星座在哪個位置。同樣的道理，若要了解自己或他人的情緒運作模式，參考月亮星座準沒錯。然而月亮在星盤上是變動速度相當快的行星，出生時間需要十分精確才能減少誤差，查詢自己的月亮星座時務必確定出生時間。

情緒來得快也去得快的

♈ **月亮牡羊座**

檸檬、羅馬洋甘菊、歐薄荷

月亮牡羊座是典型將情緒表現在臉上，說發作就發作，但來得快去得也快。他們希望用打直球的方式呈現自己，無論是好壞情緒。私生活中牡羊直接且主動，以行動去學習和品嚐人生百味，即使跌倒也能快速恢復，是十分相信原始生命動能的一群。他們有時相當自我，時時刻刻時都是為了自己而活，總是以熱情驅策自己獲取想要的東西，絕不會被動地等待。如果無法做自己，生活時時刻刻拐彎抹角，甚至得一直配合他人，會讓他們感到受困與憤怒。

憤怒以及難以承認個人柔弱面是月亮牡羊座的課題。針對這些課程可以試試檸檬、羅馬洋甘菊與歐薄荷，三種精油都能讓人冷靜下來。檸檬用輕鬆的方式轉換氣氛，像按下重新設定的按鍵一般使身心恢復清爽的狀態；羅馬洋甘菊一般用來安撫內在小孩，如孩童般直接又衝動的月牡羊使用羅馬洋甘菊能使他們安靜放鬆下來，同時不會有被剝奪自由的感覺；最後是歐薄荷，讓人想起薄荷巧克力的圓融甜美，是月牡羊的緊急用油，覺得快要控制不住情緒暴怒之時，來點歐薄荷能馬上冷靜下來，讓人找回理性和邏輯思考的能力。

只愛舒適圈且依賴物質的

♉ **月亮金牛座**

甜橙、穗甘松、橙花

月亮金牛座很需要不急不徐的個人生活步調，安全舒適，沒有惱人的催促。在他們感覺對的時間點做感覺對的事，無法被他人強迫。這種緩慢且規律的步調需要相當的時間去形成。私生活中他們很享受感官帶來的樂趣，像是吃美食，穿好的衣服等，也重視「擁有」，會有一些收集嗜好，對物質的佔有欲強烈。他們需要透過抓住身邊的物品打造一個舒適圈，並將自己跟外界的紛擾隔開。所有的改變都在衝擊他們的舒適圈，當事情超出負荷他們會本能的以拒絕、停滯，甚至是過度依賴物質的方式來回應一切。

因此拒絕與人交流、過度的佔有慾，與物質依賴是月亮金牛的課題。針對這些課題可以試試甜橙、穗甘松與橙花。甜橙讓人滿足愉快，對於物質佔有頗有執著的月金牛而言，可降低對物質的依賴，對現有的東西感到愉悅；穗甘松亦能放下執著的心，沉穩的氣味對應金牛的土元素，就像穩坐在自己的堡壘那般有安全感，對周遭的人抱持愛與感謝；若月金牛因環境變化感到不安，可以嘗試橙花，它能溫暖月金牛的心，讓他用柔軟的方式面對外界。

罹患知識焦慮症的
● Ⅱ **月亮雙子座** ●

薑、檸檬香茅、甜馬鬱蘭

月亮雙子座非常怕無聊，他們需要靠不斷的學習新知、收集資訊甚至是八卦來創造生活樂趣，換句話說是有知識恐慌症的一群人。他們渴望發現世上所有的事情，比起知識的深度更注重廣度，擁有如孩童般的好奇心。天生喜愛發問或對權威提出質疑，並熱衷於辯論與筆戰，因為交流想法令他們愉悅。因此私生活中談得來的朋友才能為月亮雙子帶來安全感。此外好奇心旺盛使他們不斷追求嶄新的體驗，過氣陳舊的事物留不住他們。

月亮雙子的問題是難以專注和堅持到底，承諾對他們而言是人生課題。針對這些課題可以試試薑、檸檬香茅、甜馬鬱蘭。薑與檸檬香茅都是讓人有底氣的植物，由根部萃取精油的薑讓人有耐心且帶來行動力，對應月雙子沒耐心與行動力不佳的問題，也能增加成熟穩定感；檸檬香茅如長劍般的葉子帶出它俐落的氣味，和月雙子一樣不愛拖泥帶水，讓雙子的腦袋與腳連結動起來；習慣隨時隨地收發訊息的月雙子容易陷入停不下來的焦慮感，甜馬鬱蘭對自律神經相關問題有很好的效果，並舒緩焦慮。

情感纖細脆弱的
● ♋ **月亮巨蟹座** ●

白千層、肉桂、檀香

月亮巨蟹座在古典占星來說是很好的位置。象徵母親的月亮正好落在月亮所守護的巨蟹座能發揮彼此的正面特質。巨蟹座既強大又脆弱，思緒細膩又敏感的部分如同螃蟹殼內的嫩肉，而他們對待「自己人」則會展現無微不至的關照與保護，透過如同母親般的愛與付出，以及團體的歸屬來建構安全感。巨蟹一族對他人的情緒和需求很敏銳，記性極佳，但真正對他人敞開內心卻需要在沒有壓力的狀況下慢慢來。

照顧他人的同時展現自己的柔弱對巨蟹來說很困難。此外記性極佳的巨蟹要放下過去的事和情緒對他們而言是一大挑戰，不過度陷入情緒泥沼是巨蟹的人生課題。針對這些課題可以試試白千層、肉桂或檀香三種樹木類精油。樹木類精油多半都有紮根與穩固的特性，其中白千層由於外皮能層層脫下，能為巨蟹卸下累積在身上的沉重情緒，加快能量的新陳代謝；肉桂熱切且帶爆發性，能快速填滿能量，讓他們感到安全，進而向外敞開心胸；檀香擅長梳理情緒糾結，當人感到心煩意亂時可使用檀香昇華內心的憂思，讓自己平靜下來。

樂觀外放還是需要鼓勵陪伴的

♌ 月亮獅子座

苦橙葉、香蜂草、丁香

　　月亮獅子座既是領袖也有慷慨的特質，他們不喜歡輕視別人，更討厭被別人看扁。即使不在工作場域，也希望盡情地表現自我，任何的情緒和想法都喜歡以戲劇化的方式表露。盡力展現美好的自我並獲得他人掌聲使他們感到幸福與雀躍，但當他們沒有安全感時，月亮獅子也有可能會隱藏自己。在私生活也擁有領袖特質他們需要群眾，因此能一起「玩」的朋友或情人對月亮獅子十分重要。看似樂觀外放其實害怕孤獨，沒有夥伴給與鼓勵就會失去勇氣。

　　當月亮獅子沒有安全感的時候，會出現兩種極端的情形，一則是個自負、傲慢，一則是完全隱藏自己，看見與被看見是月亮獅子的課題，一個是看見他人的需求，二則是在自己不被看見時也能做對的事。針對這些課題可以試試苦橙葉、香蜂草或丁香。即使是葉片精油仍透露出橙類的明亮氣息，苦橙葉帶來客觀的視野，能為月獅子突破盲點，當月獅子覺得事事不順遂時可以來點苦橙葉；香蜂草除排解憂鬱外，也有冷靜與清爽特質。月獅子喜歡受人關注，為了展現出美好自我的同時不免會有緊張的心情，此時可試試用香蜂草來平撫緊張焦慮的心情；丁香無論身體效果或氣味都相當強烈，但細細品味能嗅到一絲花朵的香甜。它讓人無法忽略，強烈展現自我，熱情又亮麗，月亮獅子座的人使用一點點就能成為主角。

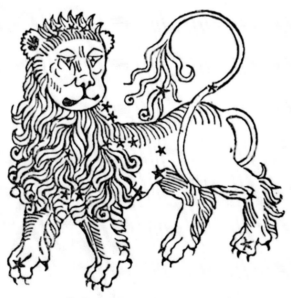

▲ 獅子座，The Hyginus Star Atlas

♍ 月亮處女座

纈草、香草、佛手柑

　　對月亮處女座而言整潔與秩序是他們的安全感來源。一切井然有序、可預期和可控制才是他們渴望的狀況，這使月亮處女感到心情平靜，因此他們時時刻刻都在努力讓混亂的外部局面更有條理。不只對外，月亮處女對自己的要求讓他們時時都督促自己進步，造就完美主義的傾向。由於渴望被需求，月亮處女會不斷學習對他人有所貢獻的技能，對世界帶來貢獻可以讓月亮處女座非常開心。月亮處女很能看到細節並點出問題，有時會讓人覺得帶有攻擊性，即使是分析也使人覺得有弦外之音，要留意自己所言可能使人受傷。

　　即使在他人看不到的私領域也對自己十分嚴格的月亮處女座，會在沒有自覺的狀況下反省過去的失敗與錯誤，這美其名是自省，但過度自我批判會使人變得膽小而不敢嘗試新事物。針對這些課題可以試試纈草、香草與佛手柑。當完美主義演變為無盡的自我批判，甚至影響到睡眠時，月亮處女座可試用纈草，氣味濃郁如同臭襪子的纈草只要稀釋後少量調配，會轉變為優雅高尚的墨水氣味，讓人停止思考安心入眠；香草的氣味雖然令人熟悉，但配方中濃度太高會讓人頭痛，淡淡的就好。香草的能量狀態如綿花糖一般香甜蓬鬆溫暖，讓月亮處女座的人如同享受一客甜點般，得到自我犒賞的滿足感；佛手柑的明亮激勵，如冬日陽光般帶來希望，溫和不強烈，為月亮處女的人帶來自信，並讓外界的一切看起來明亮而有秩序。

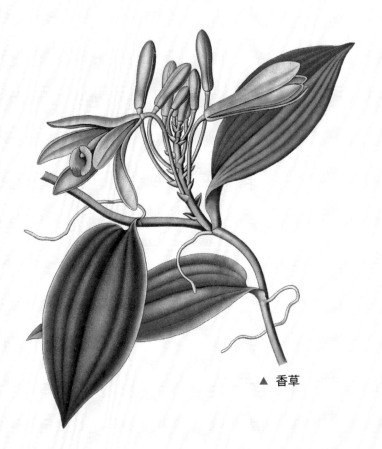

▲ 香草

平衡的關係為安全感來源的

♎ **月亮天秤座**

廣藿香、杜松、檸檬

　　平衡與關係是天秤座最在乎的兩件事。而月亮代表一個人安全感的來源，使得月亮落在天秤座時，在私人領域很需要夥伴，不管是一同體驗生活或分享情緒，無法與他人對話會使天秤座感到不安，交流才能讓他們得到滋養。由於情感的幸福建立在找到自然的平衡，使他們極力想調解外在不平衡，甚至是不公正的狀況，這時他們會化身糾察隊或是調解委員，另一種月亮天秤則會成為不沾鍋，演變成迴避處理棘手問題的情形。月亮天秤座須面對猶豫不決，拿不起放不下的課題。學習表達個人立場，並在作出選擇後欣然放下另一邊。

　　廣藿香、杜松與檸檬是月亮天秤的人可以發揮正面特質的三種精油。廣藿香有著濃厚的土地氣味，它讓心靈與身體緊密連結，風象星座中最舉棋不定的天秤座可藉由廣藿香接地的能量，在需放手的情狀況下，澈底放手不再回頭；杜松是著名的淨化植物，無論是枝葉或果實都可作為能量淨化之用，精油多來自果實萃取。當月亮天秤想化身糾察隊與人爭論時，可利用杜松排除尖銳的能量；當月天秤時時留意他人的臉色過得喘不過氣時，檸檬能降低這種焦慮感。月天秤天生在意他人對自己的看法，很多時候猶豫不決有選擇障礙，檸檬給他們當機立斷的能量。

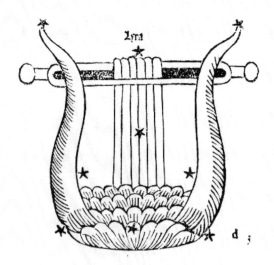

▲ 天秤座，The Hyginus Star Atlas

生性多疑易陷於負面漩渦的

♏ 月亮天蠍座 ●

永久花、乳香、穗甘松

　　月亮天蠍座渴望看見隱藏在事物背後的真相，無論它是美是醜，他們認為生命的完美包含不完美之處，例如黑暗與醜惡之事。擁有不被打擾的私人生活使月亮天蠍座感到安全，他們內心潛藏著強烈的情緒波動，卻不擅於表達出來，很會察言觀色。只有完全坦誠的態度才可能取得月亮天蠍的信任，並讓他們感到舒適自在，稍有隱瞞便很容易被他們察覺，他們也會馬上關閉心房。月亮天蠍的強烈情感會促使他們全心全意投入一件事之中，對這個人或這件事作出承諾，並強烈著迷。他們觀察入微，任何蛛絲馬跡都不放過，加上不輕易相信的特質使得懷疑加深，又容易負面思考，畢竟他們天生相信黑暗與光明並存，總是做好最壞打算，因此常常陷負面不安與恐懼之中。

　　月亮天蠍座需要注意的人生功課是面對恐懼，以及對背叛者的復仇心理，對他人作出強烈反擊後往往會感到後悔。面對這些課題，可以試試永久花、乳香及穗甘松。永久花在身體效果上以化瘀聞名，它能化身體的瘀亦能化解心靈的瘀血。月天蠍內在情緒暗潮洶湧，有太多的沉澱物需要疏通，適時給與情緒抒發的出口才能避免日後猛烈爆發；乳香能淨化且聖化空間，讓那些如爛泥般沉積以久的黑暗能量如同曬到太陽般慢慢蒸散；穗甘松的能量效果與「諒解」有關，月天蠍比較極端的形容是報復心強愛記仇，這其實與他們難以在事發當下展現出情緒有關，那些過去無法展現出的情緒可以透過穗甘松轉化，解套。

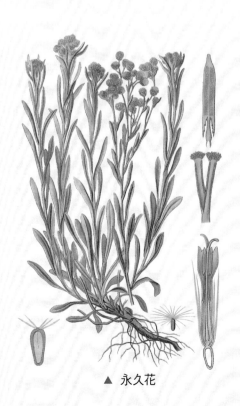

▲ 永久花

不擅於面對沉重話題的

♐ 月亮射手座

山雞椒、葡萄柚、沒藥

月亮射手座的心無法被關住，需要自由自在的體驗，跟隨自己的心去冒險，會使他們快樂無比。他們天生樂觀，可以看到他人看不到的可能性與潛力。月亮射手有好的直覺，通常依照直覺行事都能把事情做好，由於不拘小節，他們總是規畫出一個粗略的目標就行動，以邊做邊學的方式完成事情。射手座的自由自在也展現在想法上，他們喜歡哲學和不同的理念。他們會直接的表達感受，但對生命中的沉重議題會下意識閃躲。關係裡也需要開放性才能留住他們，不喜歡承諾所帶來的枷鎖。

月亮射手座的人生課題在於過度自信導致失敗，以及對某件事很篤定時會無法維持開放性的學習。針對這些課題可以試試山雞椒、葡萄柚及沒藥。山雞椒在台灣又稱為馬告，與肉類料理結合能帶來檸檬般的清新與黑胡椒般的嗆感，就像月射手的人那樣跳脫且不受限制；葡萄柚擁有柑橘類的陽光特質，對應月射手的樂觀積極，而它能讓使用者看到潛藏在體內的可能性；月射手對哲學或各種宗教觀點都感興趣，不斷求精神面的成長，沒藥給與精神層次的支持，在成長關卡前給月射手衝出關卡的勇氣與動力。

鮮少表現出真正情緒的

♑ 月亮摩羯座

岩玫瑰、甜馬鬱蘭、羅馬洋甘菊

月亮摩羯座的人非常有自制力，不會輕易顯露出情緒，他們認為比起哭哭啼啼和浪費時間發脾氣，不如先把事情做好。因此即使內在很受傷也不會輕易表現出來。由於擅長評估現實，是很好的管理者和規畫者，讓他們最快樂的就是覺得自己有能力並受人敬重。因此被他人看輕使月亮摩羯的人很受傷。月亮摩羯自小就相對其他同年的人成熟獨立，他們喜歡規畫自己的道路與決定命運。這類的人擁有超高自制力，鮮少依靠他人也很少露出軟弱的一面，因此給人一種距離感。比起情緒，更擅長處理事情的月亮摩羯若長期逆來順受，一直負擔著負任，最終將導致心力交瘁。

他們的人生課題是接受他人的幫助，試著放下加諸在自身的負任，信任自己的能力，進而與他人建立親密關係。針對這些課題可以試試岩玫瑰、甜馬鬱蘭、羅馬洋甘菊。岩玫瑰對嚴重的外傷有顯著效果，能量狀態穩重且收斂，它能快速讓問題被控制，正符合摩羯座成熟實務的特質；甜馬鬱蘭則是讓月摩羯感受來自夥伴的支持，同時意識到與他人建立關係的重要；羅馬洋甘菊適合療癒內在小孩，總是為他人操心和打點大小事的月摩羯也需要正視個人需求，讓內在小孩被呵護，希望稍微放下責任為自己而活可使用羅馬洋甘菊。

≈ 月亮水瓶座

岩蘭草、薰衣草、萊姆

　　抽離、獨立及自由是水瓶座的三大特點，月亮水瓶會讓他們在私生活中更需要個人空間獨處，也相對理性，他們不希望真實的自我受到任何一方的強烈影響，雖然交友廣泛跟誰都可以聊，同時擁有各種知識，願意聽也願意說，但每隔一段時間就需要獨處，將自己抽離出來才能回歸最真實的自己。月亮水瓶覺得對某件事涉入過多情緒會影響客觀判斷而無法看到全貌，因此喜歡以超然甚至以旁觀者的角度，冷淡地看待事情。

　　他們不愛傳統的事物來自反骨性格，希望自己是獨特的存在，有時為反對而反對才能使月水瓶感到公正客觀。月亮水瓶座的人生功課是過度疏離以及害怕失去去獨立的自我，他們必須學習即使有所妥協也不會影響自我的完整性。針對這些課題可以試試岩蘭草、薰衣草、絲柏。岩蘭草擁有細而綿長的根，吸收飽滿的土地能量，使它的氣味十分沉隱，它讓月水瓶更接地氣，若他們發現自己難以與他人建立穩固的長期關係，可用岩蘭草讓能量紮根；薰衣草的溫柔氣味給人包容的能量，也使月水瓶更有溫度且平易近人，但又不失去個人原則；萊姆則與薰衣草相反，可帶來清爽又放鬆的能量，讓人際關係有美好的距離又不會拒人與千里之外。

分不清自我與他人界線的

⭓ 月亮雙魚座

赤松、芳樟、永久花

　　月亮雙魚座的人情緒上極為包容、敏感，擁有浪漫情懷也信賴他人。打從心底希望世界被愛充滿，和平才能讓人與人創造一個更好世界，因為雙魚對神祕事物的直覺敏銳，他們知道人與人的連結其實比眼睛所見還要緊密得多。月亮雙魚座為了促使世界的融合，很願意從自身做起對他人付出愛與包容，也因為同情與同理心是他們的長處，能把周遭的人照顧得很好，成為被依賴的對象。但是信任與容易原諒他人的性格，讓月亮雙魚不斷為他人毫無保留地付出，最終心力交瘁，因此建立人我的界限對月亮雙魚而言顯得十分重要。此外學習處理不愉快的現實問題也很重要。

　　針對這些課題可以試試赤松、芳樟、永久花。赤松與劃清界線有關，溫暖又帶有陽剛氣息的樹木類精油，讓月亮雙魚的人在該絕拒他人時能生出勇氣，為自己劃下底線；芳樟的能量堅定穩固，卻不帶攻擊性，清香爽朗。它給月雙魚的人堅定的能量，降低外界帶來的干擾，為月雙魚保有核心；永久花則有舒通的效果，雙魚與巨蟹、天蠍同為水象星座，豐沛的情感是其他星座所不及。情緒如水，無論好壞皆需要流動，永久花有助情緒流動與代換。

月 亮 與 其 他 行 星 有 相 位

「相位」是星盤解讀另一個重要項目。而所謂「相位」若要粗略的解釋，是指星盤中各個行星坐落在不同位置時，二顆星正好在特定的角度上，星盤中會將兩顆行星連線在一起，比較常用的角度包括0度、60度、90度、120度和180度。當兩顆行星形成相位時，代表兩顆行星的能量會相互影響，發揮出好壞不同的特質，至於是好是壞則由度數來判斷。為了使占星知識較少的初學者更容易理解，本書暫不詳論各度數所產生的狀況及其各別用油，而是單純看月亮是否有跟以下這些行星有連結，因此無論你的星盤上呈現何種角度都可以作為參考。

而本章將只專注在月亮與其他行星是否有相位之上。在星盤中有可能一顆行星跟多顆行星產生連線，也有可能完全沒有產生連線，端看角度是否有對上。若使用者星盤中月亮沒有任何相位，在這種狀況下你可以不用參考本段落，直接看月亮星座的位置來選擇精油即可。因此搭配情緒用油時，月亮相位對應的精油並非絕對必要的元素。

太陽與月亮的相位在星盤中非常重要，需要用較多的篇幅仔細分析困難相位與柔合相位，甚至是合相的巨大差異。我們很難找出日月各種相位會發生的共同問題。因此，這個章節並沒有適合日月相位的通用精油，畢竟相位好壞差異過大。

一般來說太陽代表個人的公眾形象、意識、未來或父親，而月亮則是私人面相、安全感、潛意識、過去或母親。相位和諧與否則可看出一個人內外在是否協調，是否容易陷入自我評判，抑或家庭父母的教養方式的一致或反差。日月合相的人可能比較主觀，不容易妥協，與家庭關係緊密或不易脫離；困難相位的人，不容易集中注意力，較沒有安全感需要被人關注，有時想要與需要會互相衝突；而柔和相位的人，雙親關係較穩定，能自在表達自己，較不易陷入自我批判之中。

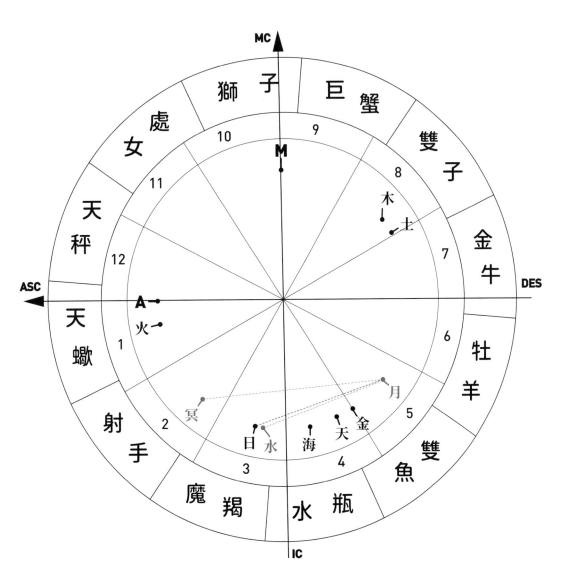

▲ 以2001年1月1日，凌晨1點出生為例。此人的月亮與太陽、冥王星
與水星有連線，即產生相位，此人可參考此三個行星相位適用精油。

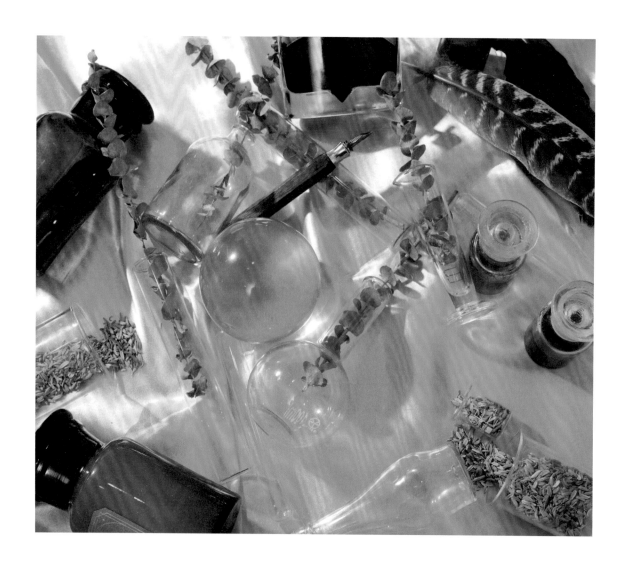

● 月亮與 ☿ **水星** 有相位 ●

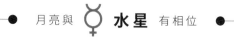

桉油醇迷迭香、茶樹、檸檬

　　月亮與水星產生相位，讓人可以結合過去的經驗和感受，融會貫通各種意見。他們擅於觀察日常的一切，並化為聊天的主題。由於快速吸收新知，情緒和想法也跟著快速變化。雖然他們的特質為友善、敏感，有同情心，但有時過於敏銳的感覺造成他們無法專注，過多資訊使他們消化不良。

　　有這些特質的月水相位，可以試試桉油醇迷迭香、茶樹和檸檬，來發揮相位帶來的正面特質。水星與訊息處理有關，當其與月亮產生連結我們會選用與訊息處理，以及專注有關的精油來突顯。迷迭香向來與「記憶」、「活在當下」有關，它讓人專注且清楚知道自己想表達的東西，有助月水相位的人消化與吸引資訊；茶樹的氣味特質與迷迭香相近，讓人能快速且妥善處理外界刺激，甚至對外來壓力有更好的耐受性；檸檬清爽使人心情愉悅，能轉換環境氣氛，與月水相位的特質相近。

● 月亮與 ♀ 金星 有相位 ●

伊蘭伊蘭、快樂鼠尾草、天竺葵

月亮金星相位的人通常溫和、喜歡與人合作，容易適應環境，有時甚至會為了適應而過於害怕被排擠，或無法接受被批評而盡全力取悅他人。他們小時候可能被父母照顧得很好，母親也相當有魅力，使他們長大後擅於社交。當月亮金星在具挑戰性的「困難相位」時，當事人常會覺得自己不被愛，童年有被拋棄的經驗或母親給得照顧不夠多，也可能出現相反狀況，母親無法對小孩放手，會過分以物質和食物寵愛小孩，這造成當事人的性格不是慷慨大方就是很會享受物質生活。若是女性，她們會被傳統女性角色所束縛。月金相位的人大多浪漫而感性，卻相對被動，對於困難的問題有逃避傾向。希望發揮月金的正面特質可試試伊蘭伊蘭、快樂鼠尾草、天竺葵精油。

伊蘭伊蘭與快樂鼠尾草屬於連結身體感受的精油。金星除了與愛情相關外，也掌管感官享受。當月亮與金星產生連結，當事人獲得安全感的方式勢必會與身體感受相關，深化與身體的連結可發揮月金相位的正面特質。伊蘭伊蘭有利社交與自信、個人魅力；快樂鼠尾草讓人放鬆並享受身體感官；而天竺葵帶來的作用較偏心靈而非身體，因其玫瑰香氣而與金星連結，給人優雅高尚的感受，也讓使用者能以正面角度看待個人陰性特質。

● 月亮與 ♂ 火星 有相位 ●

西洋蓍草、羅馬洋甘菊、永久花

月亮與火星產生相位時行動快速，會馬上把想做的事付諸行動，在家裡忙進忙出，居家對他們而言反而更消耗體力。火星為月亮所代表的情緒帶來矛盾與衝突的元素，他們敏銳地感受到威脅，有時甚至過度敏感。有些月火相位的人較易怒，並難以表達自己的憤怒情緒。他們有同情心也希望幫助與照料他人，但缺乏安全感，常預想衝突將發生。部分月火相位的人與母親的關係緊張，或是強烈地想保護家人，甚至為家族抗爭。不過這型人不喜歡模稜兩可的情緒，會誠實直接的表達自己的感受。

希望發揮月火相位的正面特質可以試試西洋蓍草、羅馬洋甘菊、永久花。火星在傳統占星上代表行動與衝突，其與代表情緒的月亮產生關連，勢必也會在情緒上帶來上述影響，因此這個相位的人可用精油來處理憤怒及欲求不滿的問題。深藍色的西洋蓍草精油帶鎮靜的效果，它在身體效果上能治療外傷與發炎等醫藥占星中火星帶來的症狀，清理身心躁動；羅馬洋甘菊則是鬆弛和舒緩過度反應，對威脅敏感的月火相位，可使用羅馬洋甘菊安撫自己；永久花則有舒通的效果，擁有強大生命力的永久花能深層撫慰火星帶來的焦慮感。

獻
給
女
巫
的
精
油
魔
法
調
香
術

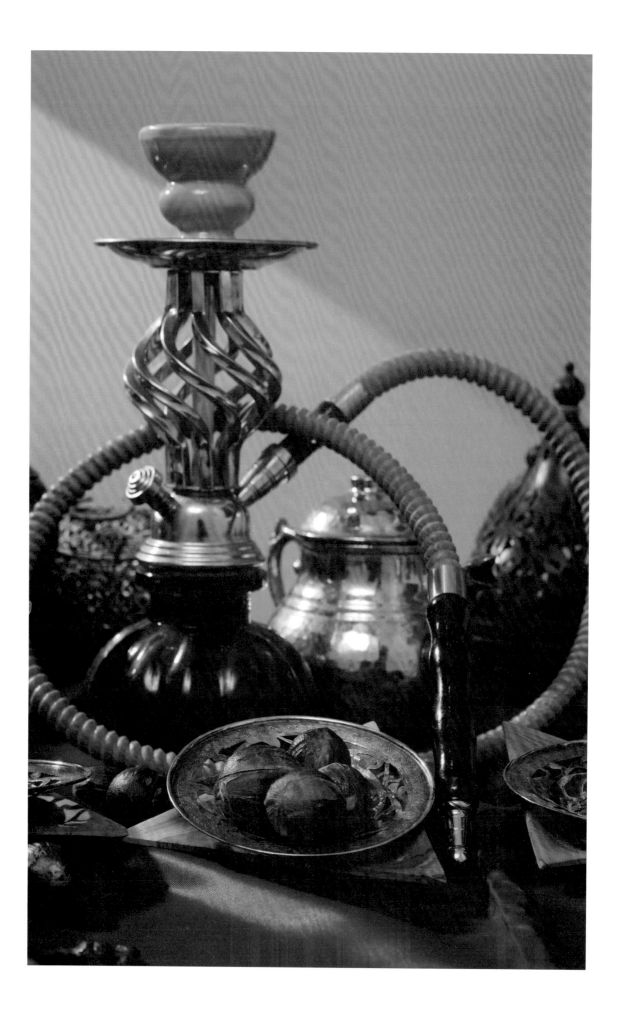

● 月亮與 ♃ **木星** 有相位 ●

甜橙、沉香醇百里香、歐薄荷

月亮與木星有相位的人都有顆善良的心，私下情緒起伏大而誇張，個性大方，也像媽媽一般關懷他人。他們很熱衷與人分享信念與內心想法，有時甚至愛炫耀所學。樂觀與哲學傾向是木星帶來的特質，這類的人會將某種宗教、價值觀或哲學理念當作生活依歸，如此能為他們帶來安全感。月木相位的人一部分人因小時候需求未被滿足而使得成人後對事物有貪婪傾向或是浪費。他們在性格上很隨性，不拘小節，無論心靈或身體都希望不被束縛，有時比較感情用事，或是誇張過度。但原則上周遭的人都會對他們很包容。

希望發揮月亮木星相位的正面特質，可以使用甜橙、沉香醇百里香或歐薄荷。甜橙是柑橘類中最常見的精油，有陽光能量，讓人快樂地想起童年的純真時光，友情與分享的快樂，充分展現月木相位的特質；百里香精油中沉香醇百里香是最溫和的選擇，氣味也因醇類而帶有些許甘甜。由於木星在占星中代表鬆弛與擴張，當他與月亮連結也會為此人帶來輕鬆甚至是散漫的感覺，若月木相位的人希望自己可以上緊發條，百里香會是不錯的選擇，它能激勵能量，帶來行動力；歐薄荷則是支持月木相位者在哲學、宗教與法律上的探索，讓思緒清晰，接受各種論點與思想系統。

● 月亮與 ♄ **土星** 有相位 ●

絲柏、花梨木、玫瑰

月亮與土星有相位的人童年時期缺乏無條件的愛，感覺到父母的愛都帶有條件，造成他們有強烈的防衛心理，個性上謹慎小心。小時候家庭氣氛可能較陰鬱，使得長大後十分脆弱敏感，害怕受傷害。在社交上表現出低調小心或是完全相反的過度迎合，他們害怕表現出真實的情緒，也可能害怕獨自生活。對家庭的早期創傷可以在有自己小孩後得到療癒，補充安全感的需求。月亮與土星相位的人需要面對隱藏在情感需求後的的恐懼，才能踏上情緒成熟之路。

希望發揮月亮與土星相位的正面特質，可以使用絲柏、花梨木、玫瑰。當傳統占星上代表限制、壓縮的土星與代表情緒的月亮產生連結時，會造成當事人有情緒抑壓的問題，而這些問題會與童年家庭教育有關。因此月土相位的建議精油多半與療癒早年創傷相關。絲柏帶來流動感，自古常與死亡及冥界神祇連結，它能讓悲傷的情緒流逝，帶來重生與蛻變，協助月土相位者面對情感需求的恐懼；花梨木則是療癒早年創傷，它讓使用者有節度地付出，當人為了獲得外在認同不斷討好時，花梨木可以為被淘空的心帶來平衡；玫瑰與愛自己有關，能建立起自信，確認自己有被愛的價值，提升自我認同與魅力。

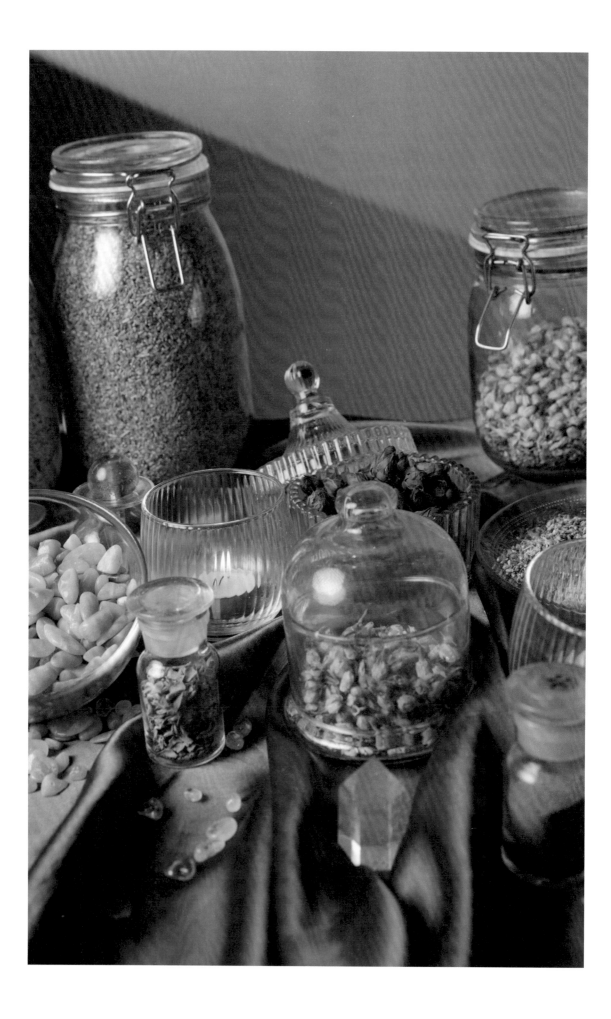

穩定情緒的星座魔法精油

黑胡椒、甜馬鬱蘭、橙花

月亮與天王星相位的人比月亮木星相位者更需要自由與個人空間。他們討厭被束縛，在各方面都需要自主權，不斷改變的生活方式會讓他們感到愉快。若是月天處於困難相位的人在小時候可能遭逢變故，經驗情感上的「切割」，因此變得比較早熟，也較不擅長向人求助。當他們受到傷害時會把感覺隔離起來。另一部分的月天相位則正好相反，因為早年遭逢變故變得特別渴望被照顧。他們對家的概念比較寬廣，不喜歡傳統家庭結構，容易四海為家。渴望擺脫一切並有叛逆傾向，喜歡不斷改變環境或搬家。月天相位的人習慣切割情感，一旦他們察覺內心感受，卻能比其他人更誠實地揭露，對他人的感覺也能敏銳地洞察。能結交各種朋友。

希望發揮月亮天王星相位的正面特質，可以試試看黑胡椒、甜馬鬱蘭、橙花。黑胡椒無疑是帶來熱能的香料植物，它與肉類加在一起能解油膩並來躍動的滋味。能量運用上它能突破框架，也能驅逐負面能量。黑胡椒協助當事人運用天王打破與革新的特質，同時補足行動力、勇氣與熱力；甜馬鬱蘭則比黑胡椒溫和許多，對於慢性疲勞長期精神緊繃和焦慮有效，一方面療癒過去的傷，一方面為使用者帶來溫暖的支持，保有個人的同時與他人連結；橙花則支持天王星帶來的各種靈感與躍動性。

大西洋雪松、杜松、茉莉

當月亮與海王星產生相位，當事人會極度敏感，很容易受到外界影響，他們會全盤接收他人的情緒和感受而變得情緒化，同時難以區別這些情緒是來自他人或是自己。他們的性格變幻莫測，又讓人著迷，在私生活中很不喜歡涉入困難的議題，會強烈的逃避，更不會具體說出自己的感受。這類的人對他人很有同理心和慈悲心，同時也擅於自憐。幼年時候父母可能情緒較不穩定，導致其強烈藝術家特質。對現實中不美好的事有強烈的逃避傾向，不想面對或處理而逃進自己的小世界自我安慰。月亮海王星的相位很容易使人汲取內心世界的資源，因此往往能表現出很有創意的一面。他們情緒化、感性、非常渴望他人的關懷。

希望發揮月亮海王星的正面特質，可以試試大西洋雪松、杜松或茉莉精油。海王星代表界限的消融，當這種特質發揮在情感上會導致當時人在感受上很容易受人影響，針對這點月海相位的人很適合淨化類的精油，以釐清各種感覺，而大西洋雪松與杜松則是常見的

淨化用油。大西洋雪松的淨化作用並不會完全切割月海相位的豐沛感受，它有時甚至會引起發一起靈感，最重要的是讓人關注自我核心，站得更穩而減少過多外在訊息的衝擊力。杜松使人辨別幻想與現實，帶來冷靜、理性的思考能力；而茉莉對應月海相位的浪漫情懷，帶來安慰，同時從幻想世界回歸現實，真切地活在身體之中。

● 月亮與 ♇ **冥王星** 有相位 ●

穗甘松、薰衣草、沒藥

月亮與冥王星相位的人若要感到安全，得有私人的空間以及與他人在感情上深刻交流。他們的內心世界十分激烈，想深入探究又想完全抹煞，十分矛盾。呈現困難相位的人幼年容易有家庭創傷，並在非自願的狀況下去承擔部分責任。他們容易把周遭的負面能量吸引進來，並不斷的累積在心裡，因此月冥相位的人能敏銳地察覺他人的負面情緒或創傷，當別人求助他們，他們很願望提供協助與保護。由於早年的負面經驗影響，這類人更渴望強烈的情感連結，但是對私生活和個人情緒則非常保密，不會輕易透露。他們的母親可能是控制欲強的人。月亮冥王星相位的人最大的課題是放下那些強烈感受，擁抱平靜。

希望發揮月亮冥王星的正面特質，可以試試穗甘松、薰衣草或沒藥。冥王星在占星象徵人生課題，可使當事人蛻變的關卡，當它與月亮連結，勢必形成責任與重擔。因此月冥相位用油會以療癒、舒壓與堅持有關；穗甘松能使人放下糾結，獲得自我解套的能力；薰衣草則是著名的放鬆用油，溫暖和包容的能量，讓穿著盔甲的人感受暫時的放鬆，感覺被承接住；沒藥則協助當事人在面臨人生挑戰，甚至是關卡時有足夠的勇氣邁出堅定的步伐。

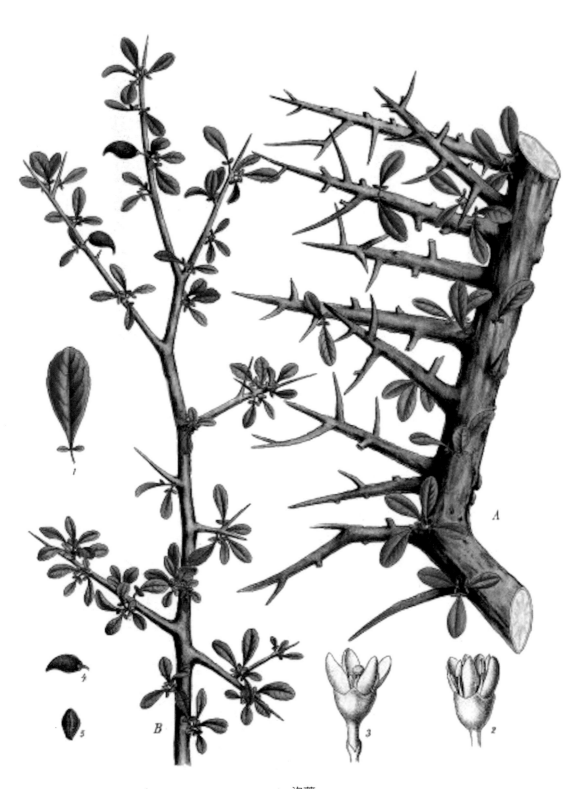

▲ 沒藥

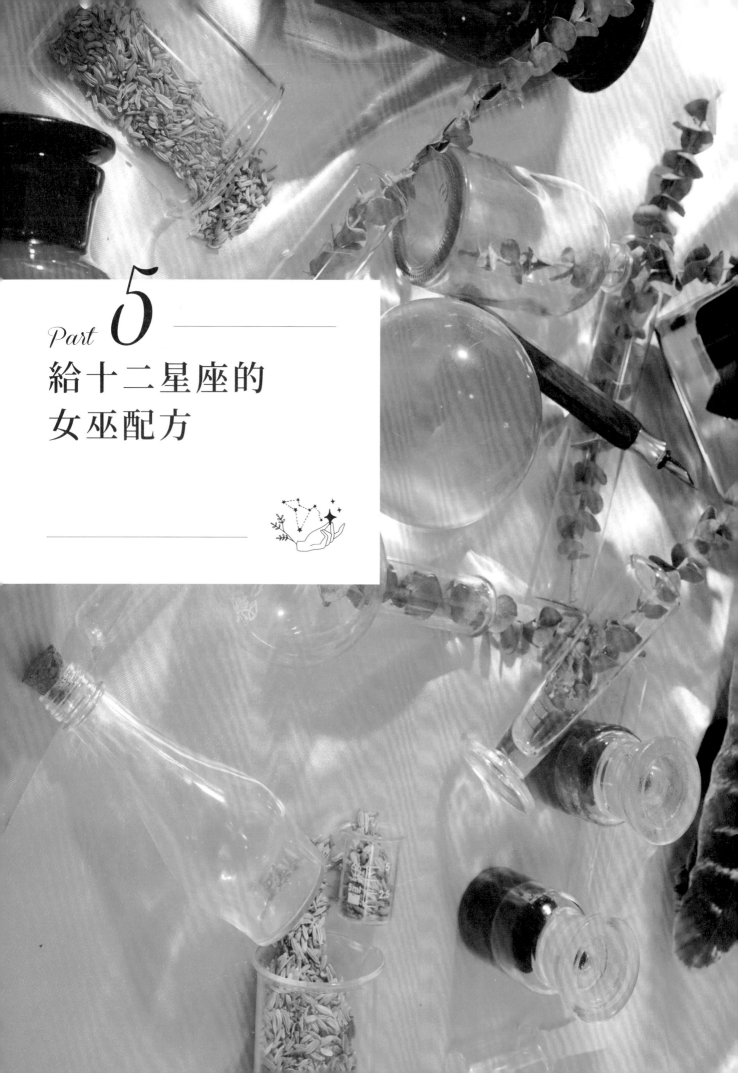

Part **5**

給十二星座的
女巫配方

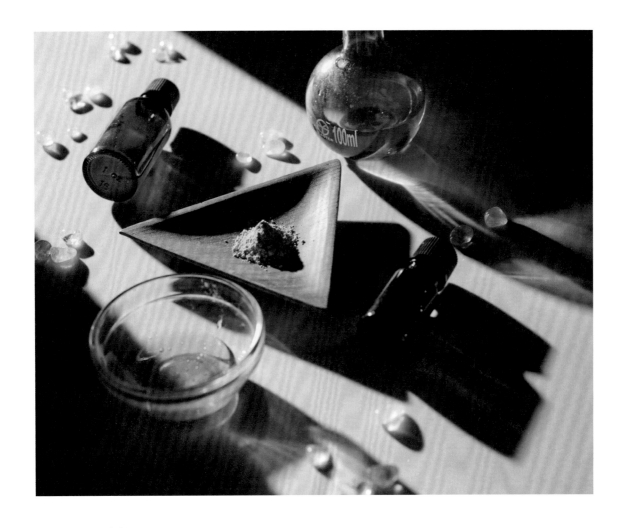

獻給

自我意識強的

♈ **牡羊座**

····················

洋甘菊面膜

（ 材料 ）

1 — 精油1滴

　　（羅馬洋甘菊1滴）

2 — 玫瑰純露 20ml

3 — 蜂蜜 2g

4 — 膨潤土 7g

5 — 有蓋容器與攪拌棒

（ 作法 ）

在容器中混合膨潤土、純露、蜂蜜後，再
加入精油充分攪拌，放置一會兒再使用。

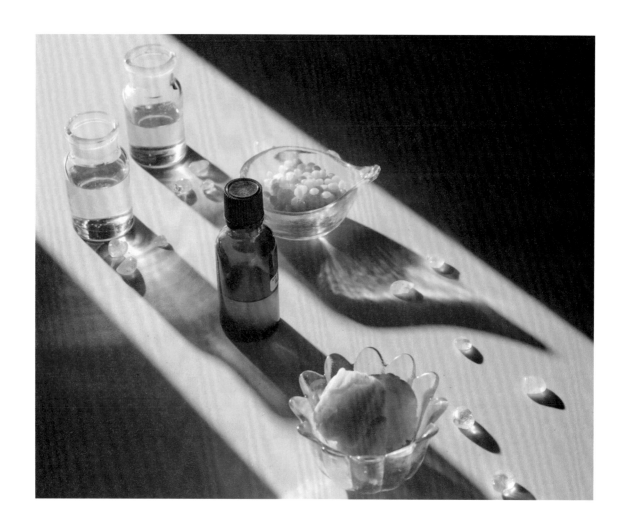

獻給

官的

♉ 金牛座

橙花香膏

(材料)

1 — 精油 4 滴

（甜橙 2 滴、橙花 1 滴、乳香 1 滴）

2 — 乳油木果脂 3g

3 — 蜂蠟 4g

4 — 荷荷巴油 10ml

5 — 甜杏仁油 10ml

6 — 容器 30ml

(作 法)

融化蜂蠟，加入乳油木果脂、荷荷巴油、甜杏仁油
和精油，充分混合後倒入容器。

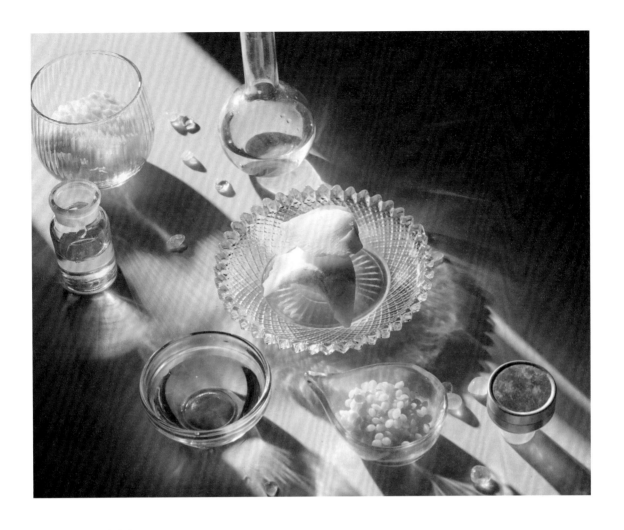

献給

與人連結交流的

♊ 雙子座

檸檬護手霜

（ 材 料 ）

1 — 精油8滴

　　（甜馬鬱蘭3滴、薰衣草2滴、

　　檸檬2滴、檸檬香茅1滴）

2 — 荷荷巴油 15ml　　　　　5 — 乳化蠟 7g

3 — 可可脂 3g　　　　　　　6 — 純露 30ml

4 — 蜂蠟 3g　　　　　　　　7 — 甘油 3g

（ 作 法 ）

將荷荷巴油、可可脂、蜂蠟和乳化蠟放入耐熱容器
隔水加熱溶化成液體。純露加熱至70°加入甘油後，
將剛剛溶好的蠟與油加入純露和甘油中，以電動攪
拌器打到均勻。倒入消毒過的密封瓶後放涼。

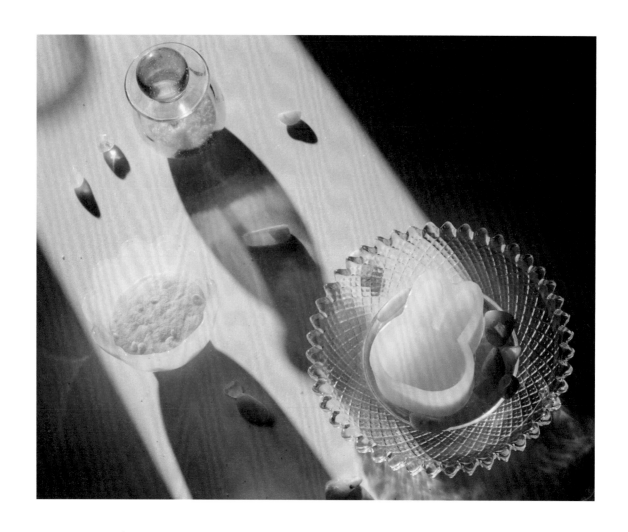

獻給

像母親一樣的

♋ 巨蟹座

天竺葵泡澡球

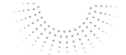

（ 材料 ）

1 ─ 精油11滴
　　（檀香3滴、白千層4滴、
　　天竺葵4滴）

2 ─ 小蘇打 100g

3 ─ 檸檬酸 50g

4 ─ 甘油10g

5 ─ 橡膠手套

6 ─ 矽膠模具

（ 作法 ）

戴好橡膠手套混合小蘇打與檸檬酸，再加入甘油與精油充分混合，將材料押入模具，置於陰涼處乾燥二天。

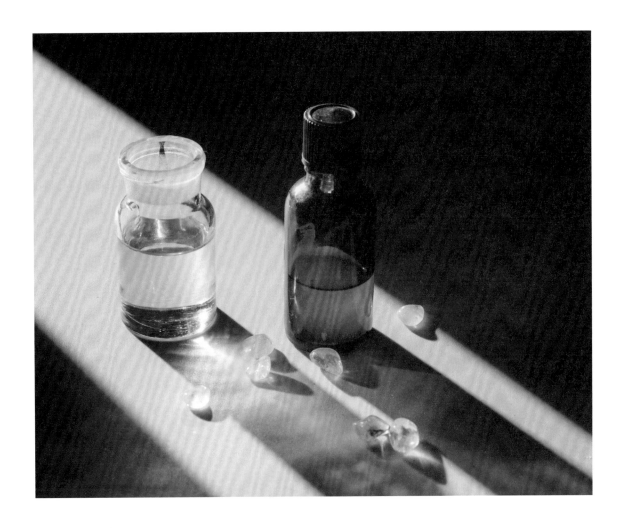

獻給

富有核心能量的

♌ 獅子座

背部按摩油
佛手柑

（ 材 料 ）

1 — 精油18滴
　　（丁香1滴、苦橙葉7滴、安息香4滴、
　　橙花4滴、佛手柑2滴 ）
2 — 甜杏仁油30ml

（ 作 法 ）

在甜杏仁油中加入精油充分混合後使用。一星期內
使用完畢較佳。

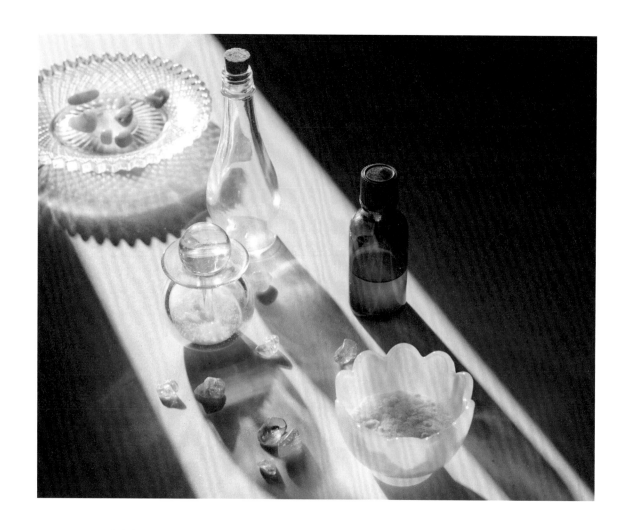

獻給

整潔有紀律的

♍ 處女座

小蘇打清潔劑

迷迭香

(材料)

1 — 精油4滴

（佛手柑3滴、桉油醇迷迭香1滴）

2 — 無香粉狀清潔皂 30g

3 — 小蘇打粉 15g

4 — 密封容器

(作法)

混合粉狀清潔皂、小蘇打粉與精油後，放入密封容器中保存。需要時可用倒出少許，加一點點熱水以海綿沾浸後清潔廚房或浴室。

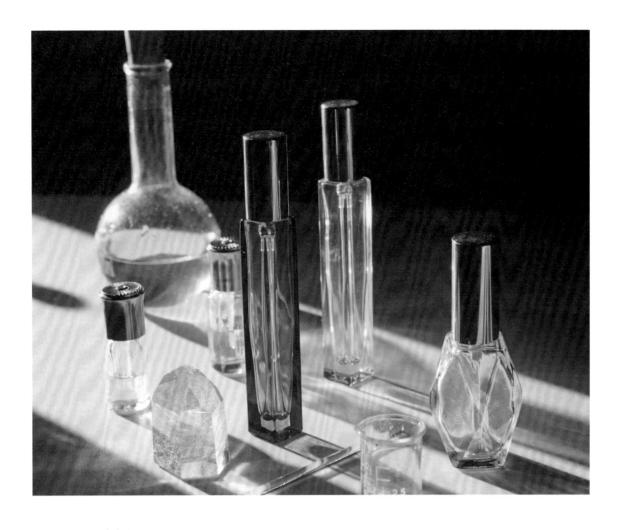

獻給

重視質感美的

♎ 天秤座

茉莉香水

【 材 料 】

1 — 精油8滴

（廣藿香1滴、杜松2滴、

大西洋雪松3滴、茉莉2滴）

2 — 75% 酒精 5ml

3 — 香水噴瓶 5ml

4 — 燒杯、玻璃攪拌棒

【 作 法 】

將酒精倒入燒杯中，再加入精油後充分攪拌，最後
將成品到入香水噴瓶。

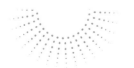

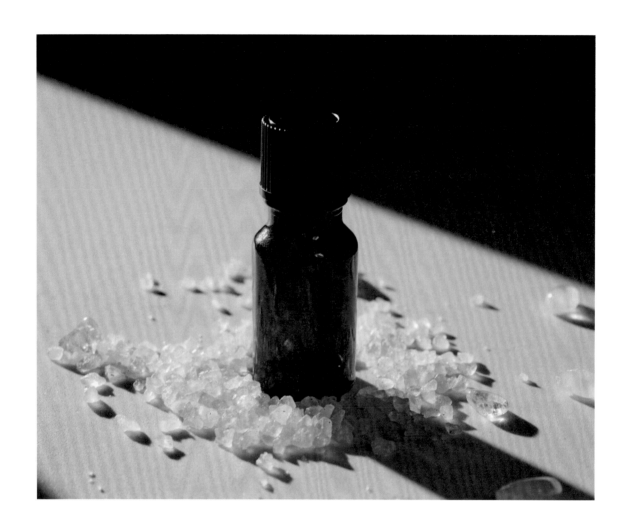

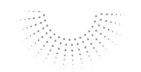

獻給

需要釋放情緒的

♏ **天蠍座**

穗甘松沐浴鹽

（ 材 料 ）

1 — 精油3滴
　　　（穗甘松1滴、乳香2滴）
2 — 粗鹽30g

（ 作 法 ）

將精油滴入精油鹽充分混合，可用來泡澡或半身浴時使用。

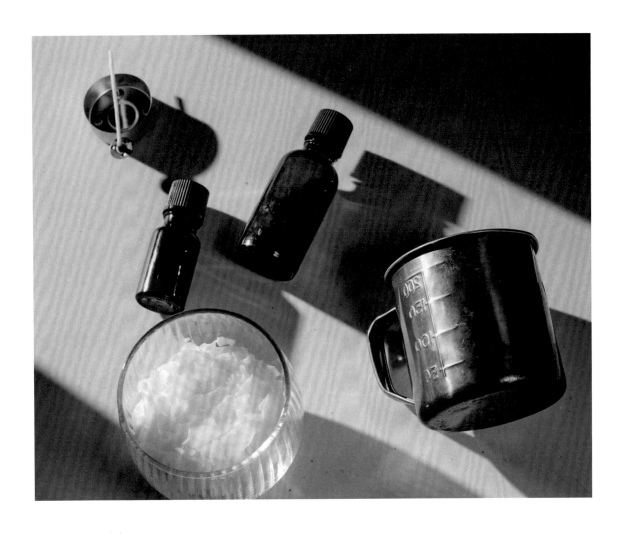

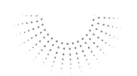

獻給

玩累需要沉穩的

♐ **射手座**

沒藥蠟燭

（ 材 料 ）

1 — 精油 40 滴

（葡萄柚 25 滴、沒藥 5 滴、

黑胡椒 5 滴、薑 5 滴）

2 — 大豆蠟 65g

3 — 茶燭用鋁殼 4 個

4 — 蠟燭芯心 4 個

5 — 不鏽鋼杯

（ 作 法 ）

將大豆蠟放入不鏽鋼杯加熱溶化，加入精油充分混
合後倒入鋁殼，再置入芯心，等待凝固。

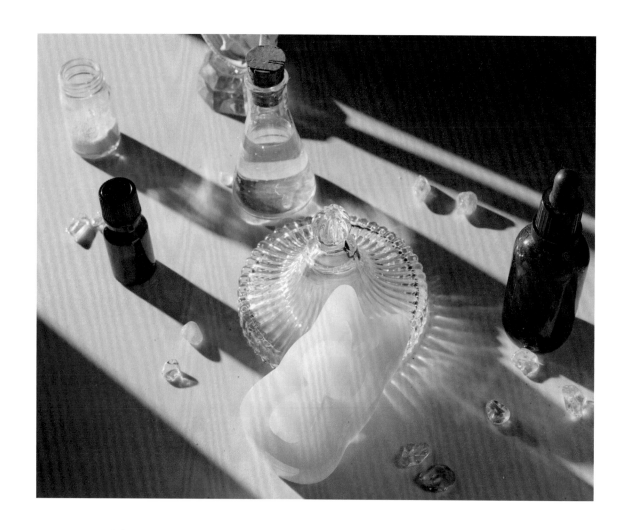

雪松擴香石

【 材 料 】

1 — 精油 3 滴
　　　（甜馬鬱蘭 2 滴、雪松 1 滴）
2 — 小型石膏模具
3 — 石膏 90g
4 — 蒸餾水 30ml

【 作 法 】

混合石膏粉與蒸餾水。最後倒進模具，為了減少氣泡殘留，須輕敲模具。最後將模具置於陰涼處等待石膏乾燥一天再脫模。滴上摩羯座需要精油後可以隨身攜帶，或放在辦公桌上，香氣散去可再補充。

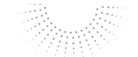

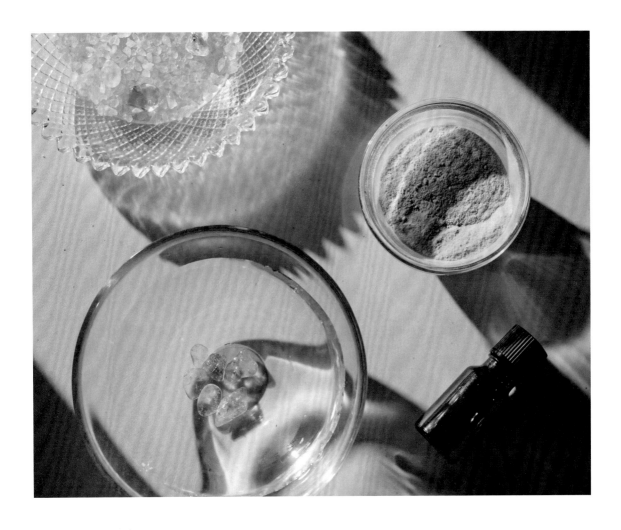

獻 給

走在大家前面的領導
≋ 水瓶座

薰衣草牛奶足浴

（ 材 料 ）

1 — 精油 4 滴
　　（岩蘭草 1 滴、薰衣草 3 滴）

2 — 海鹽 20g

3 — 奶粉 30g

4 — 熱水與熱水盆

（ 作 法 ）

將海鹽、奶粉加入精油混合，在足浴盆內倒入熱
水，再加入調製好的牛奶足浴粉，享受溫熱的足浴。

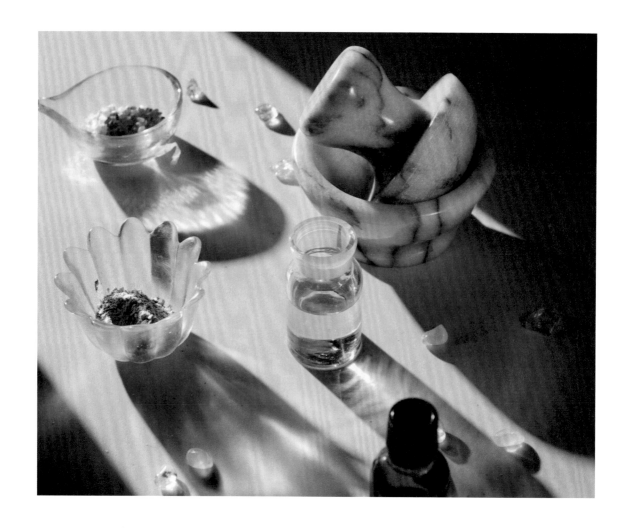

獻給

需要淨化自我的

♓ **雙魚座**

．．．．．．．．．．．．．．．．．．．．．．．．．．．

芳樟去角質霜

（ 材料 ）

1 — 精油15滴

（芳樟5滴、薰衣草5滴、

檸檬2滴、岩蘭草3滴）

2、高嶺土 15g

3、甜杏仁油25ml

4、磨碎的殼物，如碎米。

（ 作法 ）

將高嶺土、甜杏仁油、磨碎的殼物混合，太乾加
油，太濕加高嶺土來調整軟硬。最後加入精油充分
攪拌後使用。按摩腳底後澈底清洗。

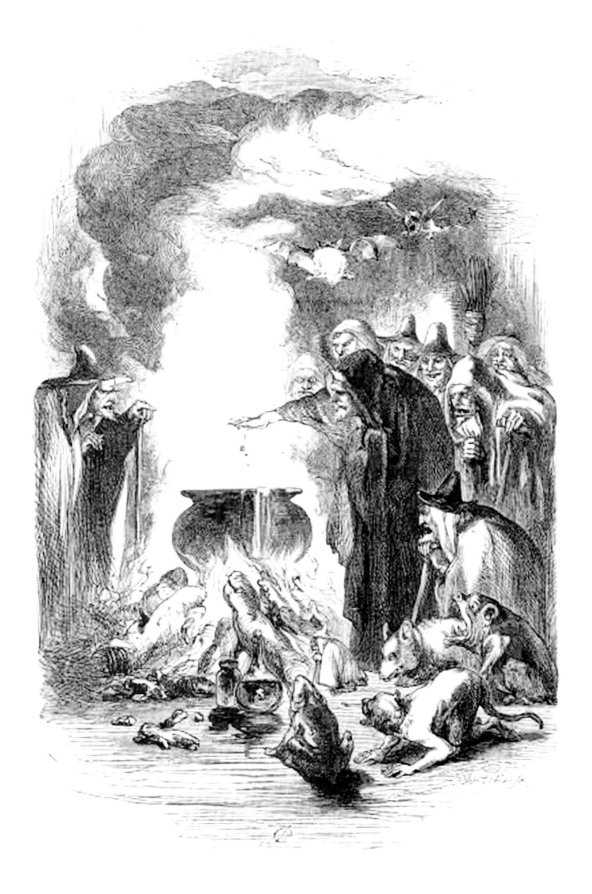

▲ 女巫調藥

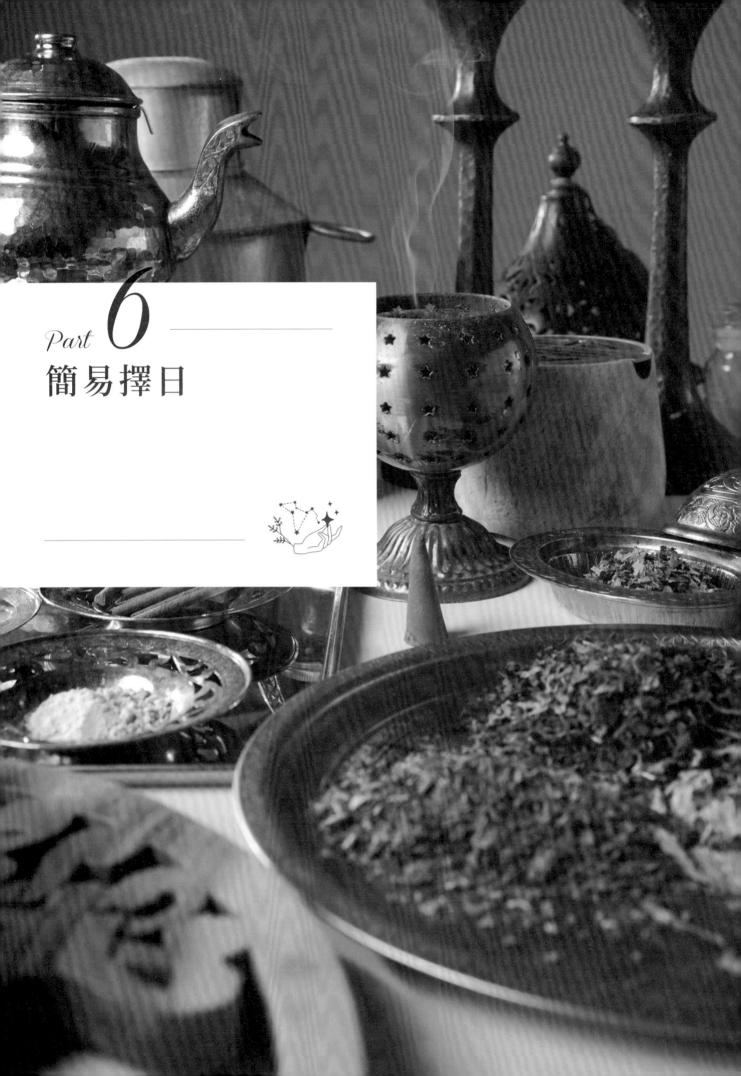

Part **6**

簡易擇日

擇日系統介紹

> 中文裡有所謂「天時地利人合」的說法，意指事情要成功得有時間、地點與人各方配合。願望達成也需要人事時地物的配合。當我們許下願望，找一個對的時間、整理好個人的狀態，挑選好最佳配方，接著就是施作。使用這些魔法產品仍舊得配上身體力行，才能讓願望顯化。

　　其實無論東西方都有所謂良辰吉時的概念，所以擇日系統有千千百百種。光是西洋的擇日方式，便能以占星、太陽曆、月相、女巫節日及星期來找出適合的時間。若是讀者本身熟悉各種擇日系統綜合起來運用也無妨，但一般而言我們只要選一種來運用就好。因為不同的擇日系統必定有衝突之處，要兼顧各種系統找出最佳的吉時固然很好，但這會造成可選擇的時間過少，或是施作時的心理壓力。去相信一個你覺得可行的擇日方式，讓身心狀態保持舒服愉快，比起參考各種系統不知道哪種好，施作時充滿不確定和壓力來得理想。

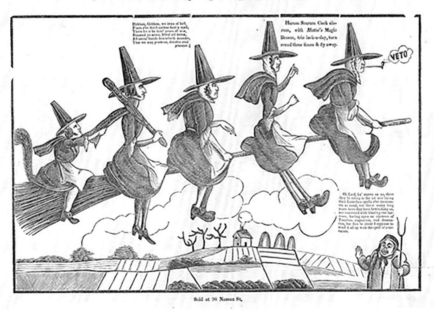

▲ 瘋狂女巫列隊飛行

滿月擇日

　　我們都知道月亮的引力影響著地球的潮汐變化，在滿月漲潮時，地球的能量狀態也會相對高漲。選擇滿月製作魔法用品，來自月相與占星理論的結合。一般我們能從生日當天的月相看出個人特質，是因為上弦月、滿月與下弦月等不同月相有著不同的能量表現。由於新月到滿月期間月亮逐漸變大變圓，能量呈現生長與擴張的狀態，直到滿月達到頂點。滿月過後到下個新月力量則逐漸消減與收縮。

　　我們可以利用滿月能量最高漲的時刻製作能量精油。此章節可參考〈十二星座身體對應〉（第21頁）與〈太陽星座魔法精油〉（第26頁），針對不同星座所掌管的身體部位已達療癒效果，如胸口有所不適時，可於巨蟹座滿月時，使用太陽星座獅子的羅馬洋甘菊及真正薰衣草精油；也可針對需要改善的特質，在該星座特質滿月之時使用太陽精油，如需要更多勇氣的時刻，可以在牡羊座滿月時使用太陽牡羊的桉油醇迷迭香與黑胡椒精油。

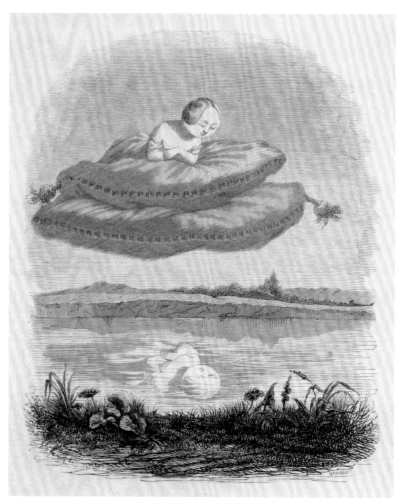

▲　看著自己倒影的月亮

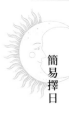

9/24-10/23 之間

● ♈ **牡羊座**滿月 ●

沉 香 醇 百 里 香 、 歐 白 芷 、 肉 桂

牡羊座的特質是行動力、活力、生命力與爆發力。當滿月在牡羊的日子裡，我們可以增進健康、增加自信、勇氣與行動力為目的製作能量用品。比方說近期感到虛弱，對事情猶豫不決，或總是附和他人的意見沒有主見和自信，便可藉用牡羊滿月的能量，增強自我能量和改善問題。

與自信、行動力、勇氣相關的精油有沉香醇百里香、歐白芷與桉油醇迷迭香；可選擇香料類精油提升熱能並強化爆發力，如少量的肉桂或黑胡椒。

10/24-11/22 之間

● ♉ **金牛座**滿月 ●

茉 莉 、 玫 瑰 、 岩 蘭 草

金牛座的特質與安定、耐心、意志力、感官及金錢價值有關。因此當滿月在金牛座時我們更容易看到事物的真正價值所在，由於占星中金牛座掌管與金錢價值相關的二宮，因此金牛座滿月也可製作財富相關的能量用品，只是金牛的特質是穩定而緩慢，所以對努力賺取的財富較有用。若覺得近期生活不安定或想與自己的身體有更多連結，金牛座滿月也能讓能量穩定，提升感官敏銳度。

提升感官敏銳度可用快樂鼠尾草以及少量花朵類精油如：茉莉、玫瑰與伊蘭伊蘭。希望有財富作用則選擇根部類精油，如岩蘭草、薑；而廣藿香讓你回歸與身體連結，也有增加財富作用。

11/23-12/21 之間

● ♊ **雙子座**滿月 ●

薄 荷 、 尤 加 利 、 葛 縷 子

雙子座的特質是活躍多變、傳播、思考及快速訊息處理。這讓滿月落在雙子座時有著輕快活躍的能量感。這個時間點很適合製作有利訊息傳播、獲得情報、溝通談判或是與考運相關的能量用品。由於雙子座所掌管的三宮與交通相關，若希望出入平安，雙子滿月的能量也派得上用場。當我們覺得腦袋不靈光、溝通不順利、生活無趣沒變化時，可藉由雙子座滿月的能量作改變。

希望溝通順利可用甜茴香，腦袋思緒清醒則選擇氧化物類精油，如薄荷、尤加利等；祈求出入平安，旅行順利則可以魔法效果的觀點切入，加入葛縷子精油或極少量的艾草。

12/22-1/20之間
♋ 巨蟹座滿月

天竺葵、穗甘松、甜馬鬱蘭

巨蟹座與家庭、母親、安全感有關，具有包容、照顧、想像力、記憶性以及同理等等特質。當滿月落在巨蟹座時，我們可以製作保護家人、朋友的護身符，或是祈求母親和家庭平安的物品。如果近期有童年的創傷議題要面對，或感到焦躁不安，可以嘗試在巨蟹滿月這天尋找問題根源，並試著給與自己安全感。

針對創傷議題需要自我接納用油，如天竺葵、花梨木等；與家人和解則可選擇穗甘松；父母親祈求闔家平安則可用甜馬鬱蘭與葛縷子、薰衣草等。

1/21-2/18之間
♌ 獅子座滿月

月桂、柑橘、檸檬香茅

獅子座的能量特質是外顯、戲劇化、領導力、創造力、勇氣與行動。當滿月在獅子座的這天，我們可以製作與事業成功、工作名聲的提升相關的魔法物品。獅子座的能量會讓人看見你的付出與行動，並增強領導力與群眾魅力。如果需要勇氣與行動力大刀闊斧展開某些計畫，甚至是缺乏創意時也可以利用這天的能量來改善。

工作與事業成功可加入代表高貴與勝利的肉桂以及月桂；渴望提升創造力可加入柑橘類精油，同時亦能帶來象徵五宮的愉快感；而行動力的提升試試檸檬香茅等禾本科的植物，讓人逐夢踏實。

2/19-3/20之間
♍ 處女座滿月

芫荽、香蜂草、綠薄荷

處女座以仔細、邏輯、理性著名。滿月落在處女座時我們借助其能量規畫未來，或是釐清一些事情的細節，作整理與歸納。如果你想看清真相，這天利用滿月魔法會很有

幫助。此外，處女座掌管與工作、健康相關的六宮，希望工作規畫順利進行，腦袋更有條理，或是因焦慮引起的健康問題，都可以在滿月獲得幫助和解決問題的辦法。

著眼於提升健康運可加入芫荽、香蜂草、薰衣草與尤加利。希望自己可以看清事相、思緒清晰同樣可加入尤加利，另外還可選擇綠薄荷。

3/21-4/20 之間

♎ 天秤座滿月

綠豆蔻、甜羅勒、芸香

天秤座讓人想起平衡、公正與人際交流等關鍵字，因為其守護星為金星的緣故讓天秤的能量帶有優雅的特質。滿月落在天秤的這天可用來製作與社交、公平正義、合作順利，甚至是法律、契約相關的魔法用品。這天的能量可以讓你如天秤座般有優雅的氣質，在人際關係上更順利，或是找到工作上好的合作對象。

魔法效果放在提升社交運的話，可加入綠豆蔻、天竺葵或橙花，這些植物的能量都讓你更有氣質且有助人際合作；若想解決法律相關問題則可使用甜羅勒或芸香。

4/21-5/21 之間

♏ 天蠍座滿月

沒藥、伊蘭伊蘭、香蜂草

天蠍座滿月很適合處理一些深層的問題，甚至是危機。由於天蠍座擁有不屈不饒意志力，自帶策略腦，又帶有神祕特質，同時與性和蛻變有關。滿月落在天蠍座時很容易翻攪出各種深層的情緒或是過去創傷。這些情緒衝擊是危機也是轉機。因此這時間點可以施行蛻變的魔法，或做自我淨化，比較特別的是，如果希望提升自己的性魅力，天蠍座滿月的力量也很有幫助。

希望帶來蛻變能量可用沒藥或絲柏等；處理創傷與深層情緒則使用花梨木、伊蘭伊蘭、玫瑰草與香蜂草。其中伊蘭伊蘭同時也對應天蠍座相關的性魅力，可作兩方面使用。

5/22-6/21之間

♐ 射手座滿月

艾草、甜茴香、黑胡椒

射手座自由、直率，追求真理與知識，也喜愛旅行和探險。當滿月落在射手座時可以施行讓國外旅行運勢變好，外語學習順利的魔法。若平常覺得自己太膽小，沒有冒險的勇氣，射手座滿月的力量也能讓人跨出第一步。此外，射手座與宗教、哲學、教育和法律相關，希望在這些方面獲得好運，可利用滿月來灌注能量。

與射手座相關的幾個領域用油需要分開看待，與旅行相關可用少量艾草和葛縷子；語言學習則使用幫助記憶的迷迭香；溝通表達則使用甜茴香，此外與太陽射手座連結的佛手柑與黑胡椒也很合適。

6/22-7/22之間

♑ 摩羯座滿月

雪松、赤松、檜木

摩羯座務實且吃苦耐勞，責任感強，行事謹慎小心，重秩序且自我管理強。當滿月落在摩羯座很適合落實過去的計畫。當我們有計畫遲遲沒有執行，太天馬行空，可利用摩羯的能量讓自己更腳踏實地，因此摩羯滿月對做生意或是想發展個人事業的人非常有幫助，包括讓生意變好，大型計畫順利的能量產品，都可以在這個時間點製作。

要落實計畫多半會選擇根部或樹木類精油，如岩蘭草、雪松或赤松等；根帶來底氣，可以讓計畫生根穩定下來，樹木有開展的意義存在，適合摩羯滿月的樹木選擇氣味穩重的更好，如喜馬拉雅雪松或檜木。

7/23-8/22之間

♒ 水瓶座滿月

檸檬、橙花、歐薄荷

水瓶與射手座一樣自由奔放，同時擁有如雙子座般的聰明腦袋。他們擁有革新的特質，不受舊事物綑綁。反權威並支持人道主義。當滿月落在水瓶座，能讓我們跳脫框架以客觀的角度或更高的層次看事情。如果缺乏靈感，或是想找到志同道合的朋友，都可以利用這個時間的能量來達成願望。

希望自己跳脫框架可以選擇輕鬆轉換氣氛的檸檬；想打破成規的人則選用黑胡椒，缺乏靈感的話則加入橙花或歐薄荷。

8/23-9/23 之間

♓ 雙魚座滿月

大西洋雪松、乳香、鳶尾草

雙魚座的特質是感性、直覺、愛與包容。當滿月落在雙魚座，我們可以試著展開靈感的天線與神祕的力量連結，或是探索夢與潛意識。因此希望自己占卜可以更準確、直覺更強，感受性更好，很適合利用雙魚座滿月的能量。此外藝術工作者若需要靈感也可以藉由雙魚滿月獲得更多力量來創作。

相對於金牛滿月強調身體的感受，雙魚滿月的靈性感受適合加入大西洋雪松、橙花、檀香或乳香。檀香和乳香適合冥想和儀式；若需要進行與夢相關的工作，可選擇大西洋雪松與鳶尾草。

女巫節氣擇日

　　在歐洲的女巫信仰中，一年中有八個重要節日。其中的春分、夏至、秋分與冬至標誌了四個季節的起始點，而四季的劃分則是以白晝與黑夜的長短來界定。例如春分與秋分白晝與黑夜等長，陰陽能量呈現平衡狀態。而夏至則是陽性能量的頂峰，反之冬至則是陰性能量達到頂峰。夾在四季中間的五朔節、收穫節、薩溫節、聖燭節與年中收穫作息相關。八個節日形成女巫們的生活韻律。

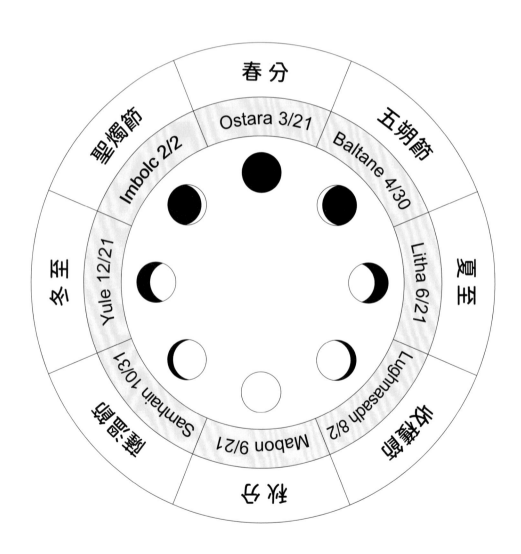

▲ 女巫節氣

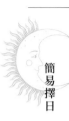

● 3/21　春分 Ostara ●

天竺葵、歐白芷、尤加利

　　春天的開始，大地甦醒萬物滋長。春分的英文「Ostara」來自北歐的月亮女神，傳統上這時節與受孕、豐盛相關。春分時白晝與黑夜等長，是陰陽達到平衡的日子，從這天開始太陽的能量逐步增強，白晝拉長。人們會獻上蛋、巧克力等點心給月亮女神。這個時期適合健康、幸福、身心平衡、豐盛、以及與美相關的魔法。

　　由於晝夜平衡，可選擇平衡相關的精油如天竺葵；而健康與美麗相關則可選擇歐白芷、尤加利、薰衣草、綠豆蔻。

● 4/30　五朔節 Baltane ●

玫瑰、伊蘭伊蘭、快樂鼠尾草

　　「Baltane」有光明的火炎之意。在五朔節這天會舉辦社交聚會，並在聚會上點燃火炬象徵燃起人們內心之火。因此五月開始適合戀愛、社交、結婚等與人連結的活動。同時也與肉體的健康、欲望、力量有關。這天可以施行愛情、結婚和與身體欲望相關的魔法。

　　加強戀愛運最直接可找玫瑰氣味的精油，如玫瑰、天竺葵與玫瑰草。增進熱情與慾望可選用伊蘭伊蘭、快樂鼠尾草或少許的肉桂。

● 6/21　夏至 Litha ●

佛手柑、葡萄柚、聖約翰草

　　太陽的力量達到頂巔，白晝最長的一天。大家熟悉的仲夏夜或白晝之夜就發生在這天。相傳仲夏夜是妖精們的慶典，代表歡樂、喜悅與祝福。在這天適合從事具有創造性、增進身體強健、友誼與提升能量的活動，以快樂的心情享受夏日時光。

　　對應太陽的強烈能量與歡樂氣息，可選用柑橘類精油，如佛手柑、葡萄柚、甜橙，或是加入少量的聖約翰草浸泡油。

● 8/2　收穫節 Lughnasadh ●

羅勒、月桂、沉香醇百里香

　　日照逐漸縮短，黑夜慢慢變長，迎接收穫的時期到來。人們感謝大地的贈與以及個人辛勞的付出。這個節日是歌誦古凱爾特太陽神「Lugh」而得名的日子。人們在享受成果的同時與他人分享所得，並試著解決紛爭。這時期女巫們會向神祉們獻上麵包，並施行與成長、收穫、展開計畫與修復人際關係相關的魔法。

　　希望在工作有所收穫或祈求計畫順利，可利用羅勒、月桂、沉香醇百里香、芸香或檸檬馬鞭草等。

● 9/21　秋分 Mabon ●

廣霍香、岩蘭草、薑

　　收成的季節進入尾聲也迎來高潮，面對即將到來的冬天，人們開始儲蓄精神與肉體的能量。女巫會在祭壇上獻上各類種子與果實以期下個年度的豐收，並為過冬作準備。這時期適合的魔法有奉獻、獨立、自我提升、成長與獲得。

　　此刻適合使用與財富與豐盛相關的精油，如廣藿香、岩蘭草、薑、甜橙、薄荷等。

● 10/31　薩溫節 Samhain ●

檀香、乳香、艾草

　　西方傳統中的巫師新年，也是一般大眾所熟悉的萬聖節。相傳這天是陽陰兩界交會的時期，因此適合做蠟燭魔法與水晶占卜等，預測新的一年的流年運勢，此外降靈或連結祖先也可以在這天進行儀式。女巫會在這天向先人奉上感謝，為接下來的漫長冬日做準備。

　　占卜或與先人連結時很適合使用檀香、乳香或艾草，能讓冥想更專注，與先人連結的品質更好。

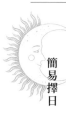
12/21　冬至 Yule

杜 松 、 絲 柏

　　一年中黑夜最長，白晝最短的日子。在北方的寒冷冬日裡萬物潛伏進入冬眠狀態，等待春天到來的重生時刻。這個時期適合向內探索，做自我淨化和重生相關的魔法。如果對生活感到空虛無力，正在低潮可以利用這個冬至淨化負能量，為展開新的可能做準備。

　　內省淨化相關的精油包括杜松、絲柏等各種樹木類精油。藉由樹的能量與土地連結同時穩固核心，同時也能藉由樹木感覺時間的流動。

2/2　聖燭節 Imbolc

香 草 、 安 息 香 、 茉 莉

　　聖燭節的名稱來自基督教用法。「Imbolc」這個字則在古凱爾特語意指「羊奶」，代表這個時期有新生命誕生，與萬物的孕育、成長有關。這時的能量如孩童般純粹美好與樂觀，適合夢想、希望、展開新生活、療癒相關的願望。

　　想帶來美好與幸福愉快的能量，可選擇氣味甜美的精油，如香草、安息香，以及花朵類精油如橙花、茉莉等。

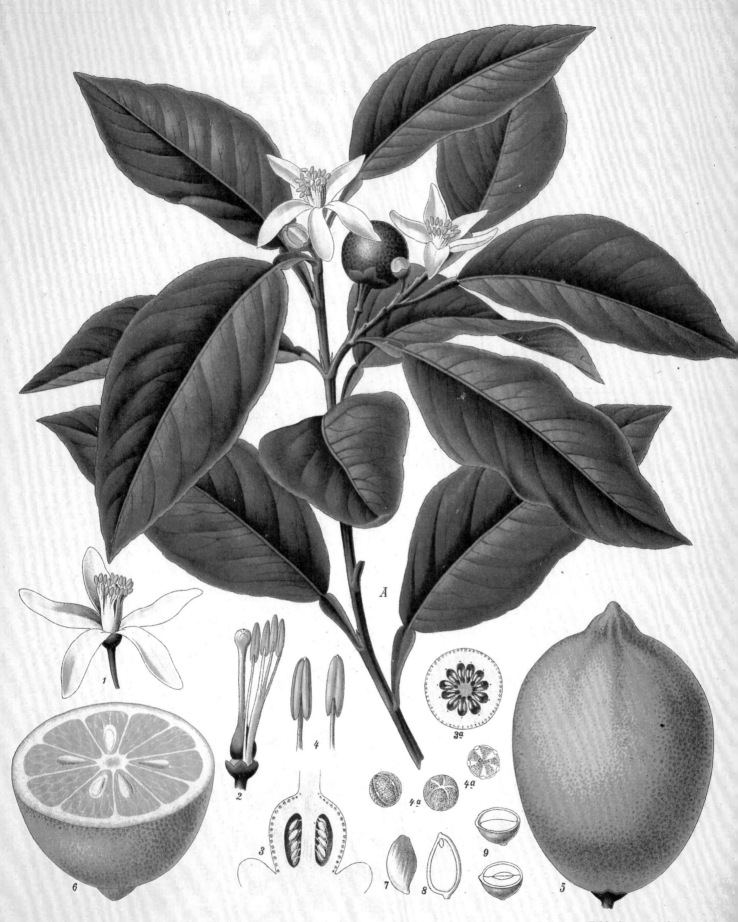

Citrus Limonum Risso.

▲ 檸檬

星 期 擇 日

　　一星期七天分別由不同的行星掌管，帶有不同的能量狀態，是最容易運用的擇日方式。由於中文已將一星期的每天以數字作標示，讓人無法直接連想，但若學習過日語或熟悉北歐神話就能一眼看出一星期中每一天是由什麼行星掌管，甚至與什麼神祇連結。我們可以選擇與願望目的相符的日子來製作魔法精油。

　　欲添加星期相關的精油，直接採用與該日連結的精油即可，如日曜日用與太陽連結的精油，月曜日則用與月亮連結的精油，以此類推。

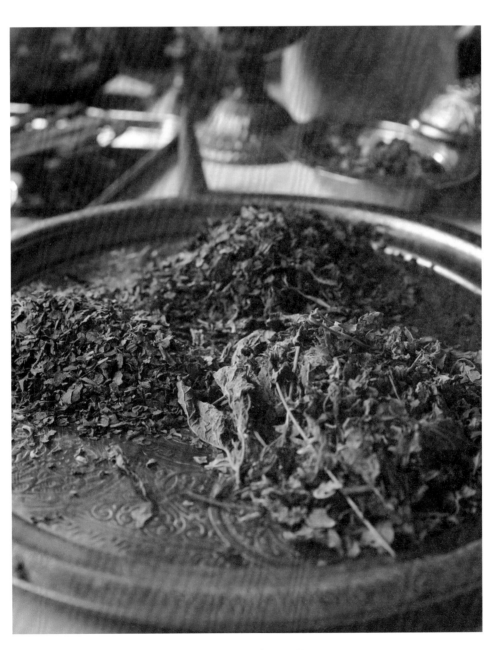

▲ 蕁麻、薄荷與月桂

☉ 星期天

歐白芷、安息香、佛手柑

太陽所掌管的日子，一星期中的第一天。太陽在占星中代表社會名望、公眾生活以及與父親的關係，因此太陽日可施作與工作、名聲、成功、勝利、希望與健康，甚至是法律相關之願望的魔法。太陽相關的精油包括歐白芷、安息香、佛手柑、桉油醇迷迭香、肉桂、乳香、葡萄柚與金盞花浸泡油。

☾ 星期一

香蜂草、檸檬、德國洋甘菊

月亮所掌管的日子，由於月亮在占星與母親、情緒、安全感、靈性與潛意識相關。因此這天做占卜或冥想會得到相當好的效果，適合做安定心神或提升靈性的活動。在探索潛意識、夢境和靈性層次的問題也會有收穫，可以許與家庭、懷孕、睡眠與情緒安定有關的願望。月亮屬性的精油包括香蜂草、檸檬與德國洋甘菊。

♂ 星期二

黑胡椒、丁香、芫荽

由火星所掌管的日子。占星中火星代表力量、競爭與戰鬥。因此火星日很適合展開行動、執行工作以及運動。也可以在這天施展與競爭、勝利、勇氣、性及政治相關的魔法，包括祈求在比賽中勝出，或讓自己更有行動力與勇氣等等。火星屬性的精油有黑胡椒、丁香、芫荽、薑、赤松。

☿ 星期三

###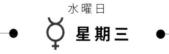

芹菜、甜茴香、薰衣草

由水星掌管的日子。占星中水星與訊息、思考、溝通、交通與智慧有關。因此水星日適合消息的傳播、訊息的獲取、整合，溝通與會議的進行。因此這天可以許願加強考運、

讀書學習運勢,甚至是靈感。此外交通順利與旅遊運勢有關的魔法也可以選擇這天進行。
與水星連結的精油有芹菜、甜茴香、薰衣草、歐薄荷與沉香醇百里香。

木曜日

 星期四

肉豆蔻 、 甜 馬 鬱 蘭 、 花 梨 木

　由木星掌管的日子。占星中木星代表眾神之父——朱比特,能量與擴張、鬆弛及膨脹
有關,因此這天是許多人祈求好運,或是增加財富的日子。由於朱比特為天界的主宰,其
他像是健康、名譽、法律相關的魔法也可以藉由木星日的能量達成。木星屬性的精油包括
肉豆蔻、甜馬鬱蘭;此外宗教感強烈的花梨木、穗甘松也適用。

金曜日

♀ 星期五

玫 瑰 、 天 竺 葵 、 玫 瑰 草

　由金星掌管的日子。著名的金星女神維納斯是愛情與美麗的神祇,同時也和感官的享
受有關。因此金星日適合從事與藝術、美與社交有關的活動。祈願方面,只要與愛情如招
桃花、維持戀愛的熱度相關,都可以在星期五執行。另外希望自己變美,變得有自信也可
利用這天。金星屬性的精油可選擇玫瑰、天竺葵、玫瑰草、西洋蓍草與伊蘭伊蘭。

土曜日

♄ 星期六

雪 松 、 杜 松 、 茶 樹

　由土星掌管日子。雖然在占星中土星與壓力、限縮有關,不過同時也代表人生中的挑
戰與課題。但土星日有種讓人回歸本質,以及更踏實的能量。這天適合調養生息,祈求獲
得庇護,排除負能量和淨化。因此可以設立結界保護空間,也可以淨化自己。土星屬性的
精油包括雪松、杜松、茶樹與尤加利。

附錄

星座與 對應古典行星	魔法精油	總體 太陽星座	愛情 金星星座	財運 二宮宮頭星座	情緒 月亮星座
♈ 牡羊座	♂ 火星	桉油醇迷迭香 黑胡椒	沉香醇百里香 甜橙	桉油醇迷迭香 甜馬鬱蘭	檸檬 羅馬洋甘菊 歐薄荷
♉ 金牛座	♀ 金星	玫瑰 廣藿香	快樂鼠尾草 伊蘭伊蘭	安息香 印蒿	甜橙 穗甘松 橙花
♊ 雙子座	☿ 水星	薄荷 檸檬	尤加利 香桃木	橘子 檸檬香茅	薑 檸檬香茅 甜馬鬱蘭
♋ 巨蟹座	☾ 月亮	羅馬洋甘菊 真正薰衣草	玫瑰草 真正薰衣草	廣藿香 橘子	白千層 肉桂 檀香
♌ 獅子座	☉ 太陽	甜橙 歐白芷	伊蘭伊蘭 苦橙葉	佛手柑 沉香醇百里香	苦橙葉 香蜂草 丁香
♍ 處女座	☿ 水星	真正薰衣草 甜茴香	花梨木 羅文莎葉	桉油醇迷迭香 檸檬	纈草 香草 佛手柑
♎ 天秤座	♀ 金星	天竺葵 香桃木	橙花 芫荽籽	天竺葵 葡萄柚	廣藿香 杜松 檸檬
♏ 天蠍座	♂ 火星	廣藿香 大西洋雪松	肉豆蔻 沉香醇百里香	丁香 香草	永久花 乳香 穗甘松
♐ 射手座	♃ 木星	黑胡椒 佛手柑	檸檬香茅 玫瑰草	薄荷 岩蘭草	山雞椒 葡萄柚 沒藥
♑ 摩羯座	♄ 土星	絲柏 茶樹	沒藥 岩蘭草	薑 佛手柑	岩玫瑰 甜馬鬱蘭 羅馬洋甘菊
♒ 水瓶座	♄ 土星	橙花 葡萄柚	橘 苦橙葉	苦橙葉 檸檬	岩蘭草 薰衣草 萊姆
♓ 雙魚座	♃ 木星	香蜂草 花梨木	小花茉莉 真正薰衣草	膠冷杉 岩蘭草	赤松 芳樟 永久花

▲ 十二星座對應魔法精油

行星	身體對應	座落二宮內星魔法精油	月亮與其他行星有相位魔法精油
☉ 太陽	心臟、動脈 循環系統 眼睛	甜橙 佛手柑 乳香	／
☾ 月亮	腦、腸胃 膀胱 眼睛	甜馬鬱蘭 天竺葵 檸檬	／
☿ 水星	神經、感官系統 舌頭 手與腳	薄荷 甜茴香 苦橙葉	桉油醇迷迭香 茶樹 檸檬
♀ 金星	女性生殖系統 腎臟、喉嚨 乳房	香桃木 綠豆蔻 零陵香豆	伊蘭伊蘭 快樂鼠尾草 天竺葵
♂ 火星	血液、肌肉 運動神經、性能量 男性生殖系統	沉香醇百里香 茶樹 甜羅勒	西洋蓍草 羅馬洋甘菊 永久花
♃ 木星	肝臟、肺 肋骨、靜脈 消化系統	香草 肉豆蔻 丁香	甜橙 沉香醇百里香 歐薄荷
♄ 土星	骨骼、皮膚、肌腱 指甲、頭髮、關節 脾臟、右耳	薑 沒藥 芳樟	絲柏 花梨木 玫瑰
♅ 天王星	神經系統	山雞椒 萊姆 安息香	黑胡椒 甜馬鬱蘭 橙花
♆ 海王星	脊椎神經系統	薰衣草 赤松 膠冷杉	大西洋雪松 杜松 茉莉
♇ 冥王星	性腺 潛意識	岩蘭草 廣霍香 白千層	穗甘松 薰衣草 沒藥

▲ 十大行星對應魔法精油

附錄

滿月擇日	魔法精油
♈ **牡羊座滿月** （9/24-10/23之間）	沉香醇百里香、歐白芷、桉油醇迷迭香、肉桂、黑胡椒
♉ **金牛座滿月** （10/24-11/22之間）	茉莉、玫瑰、伊蘭伊蘭、岩蘭草、薑、廣藿香
♊ **雙子座滿月** （11/23-12/21之間）	甜茴香、薄荷、尤加利、葛縷子、艾草
♋ **巨蟹座滿月** （12/22-1/20之間）	天竺葵、花梨木、穗甘松、甜馬鬱蘭、葛縷子、薰衣草
♌ **獅子座滿月** （1/21-2/18之間）	肉桂、月桂、柑橘、檸檬香茅
♍ **處女座滿月** （2/19-3/20之間）	芫荽、香蜂草、薰衣草、尤加利、綠薄荷
♎ **天秤座滿月** （3/21-4/20之間）	綠豆蔻、天竺葵、橙花、甜羅勒、芸香
♏ **天蠍座滿月** （4/21-5/21之間）	沒藥、絲柏、花梨木、伊蘭伊蘭、玫瑰草、香蜂草
♐ **射手座滿月** （5/22-6/21之間）	艾草、葛縷子、迷迭香、甜茴香、佛手柑、黑胡椒
♑ **摩羯座滿月** （6/22-7/22之間）	岩蘭草、雪松、赤松、喜馬拉雅雪松、檜木
♒ **水瓶座滿月** （7/23-8/22之間）	檸檬、黑胡椒、橙花、歐薄荷
♓ **雙魚座滿月** （8/23-9/23之間）	大西洋雪松、橙花、檀香、乳香、鳶尾草

▲ 滿月擇日魔法精油

女巫節氣擇日	日期	魔法精油
春分 （Ostara）	3/21	天竺葵、歐白芷、尤加利、薰衣草、綠豆蔻
五朔節 （Baltane）	4/30	玫瑰、天竺葵、玫瑰草、伊蘭伊蘭、快樂鼠尾草、肉桂
夏至 （Litha）	6/21	佛手柑、葡萄柚、甜橙、聖約翰草浸泡油
收穫節 （Lughnasadh）	8/2	羅勒、月桂、沉香醇百里香、芸香、檸檬馬鞭草
秋分 （Mabon）	9/21	廣藿香、岩蘭草、薑、甜橙、薄荷
薩溫節 （Samhain）	10/31	檀香、乳香、艾草
冬至 （Yule）	12/21	杜松、絲柏
聖燭節 （Imbolc）	2/2	香草、安息香、橙花、茉莉

▲ 女巫節氣擇日魔法精油

附錄

星期擇日		魔法精油
星期天	日曜日	歐白芷、安息香、佛手柑、桉油醇迷迭香、肉桂、乳香、葡萄柚、金盞花浸泡油
星期一	月曜日	香蜂草、檸檬、德國洋甘菊
星期二	火曜日	黑胡椒、丁香、芫荽、薑、赤松
星期三	水曜日	芹菜、甜茴香、薰衣草、歐薄荷、沉香醇百里香
星期四	木曜日	肉豆蔻、甜馬鬱蘭、花梨木、穗甘松
星期五	金曜日	玫瑰、天竺葵、玫瑰草、西洋蓍草、伊蘭伊蘭
星期六	土曜日	雪松、杜松、茶樹、尤加利

▲ 星期擇日魔法精油

圖片資料來源

p.10. Mandragora dibujo, wikipedia

p.11. Traité des Arbres et Arbustes, 1. Sweetbriar rose (Rosa eglanteria) 2. Hulthemia rose (Rosa berberifolia) , rawpixel.com.

p.12. Raphael Custos, Beginning of the Ascension, The Public Domain Review

p.17. Heinrich Cornelius Agrippa, Libri tres de occulta philosophia, Pentagram and human body (Agrippa), wikipedia

p.20. Nicholas Culpeper, Celestial influx on . . woman; illustration Wellcome L0016673, wikipedia

p.25. Raphael, The Astrologer of the Nineteenth Century: Or the Master Key of Futurity, being a Complete System of Astrology, Geomancy & Occult Science , The Public Domain Review

p.26-p.37. Urania's Mirror; or, a View of the Heavens (circa 1825), The Public Domain Review

p.39. Traité des Arbres et Arbustes, Cabbage rose (Rosa centifolia), rawpixel.com.

p.42. Traité des Arbres et Arbustes, Bitter orange (Citrus bigaradia sinensis), rawpixel.com.

p.45. Franz Eugen Köhler in Köhler's Medizinal-Pflanzen, Myristica fragrans - Köhler–s Medizinal-Pflanzen-097 , wikipedia

p47. Traité des Arbres et Arbustes, Jasmine flowers, rawpixel.com.

p.48. J. J. Grandville, Un autre monde; transformations, visions, incarnations ... et autre choses, Wanderings of a Comet, The Public Domain Review

p.51. J. J. Grandville, Un autre monde; transformations, visions, incarnations ... et autre choses , The Metamorphosis of Sleep, The Public Domain Review

p.53. J. J. Grandville, Un autre monde; transformations, visions, incarnations ... et autre choses , A Bridge Leads from One World to the Next, The Public Domain Review

p.54. Scott Foresman, Íomhá:Zodiac (PSF) , wikipedia

p.57. Franz Eugen Köhler in Köhler's Medizinal-Pflanzen, Rosmarinus officinalis - Köhler–s Medizinal-Pflanzen-258 , wikipedia

p.59. Franz Eugen Köhler in Köhler's Medizinal-Pflanzen, Styrax benzoin - Köhler–s Medizinal-Pflanzen-133 , wikipedia

p.61. The Rijksmuseum, Pelargonium album bicolor by M. de Gijselaar(1830) , rawpixel.com.

p.65. Traité des Arbres et Arbustes, 1. Eastern hemlock (Abies Canadensis) 2. Balsam fir (Abies balsamea), rawpixel.com.

p.75. Traité des Arbres et Arbustes, Spanish lavender (Lavandula stoechas) , rawpixel.com.

p.82. The Hyginus Star Atlas (1482) , The Public Domain Review

p.83. Franz Eugen Köhler in Köhler's Medizinal-Pflanzen, n572_w1150, biodiversitylibrary.org

p.84. The Hyginus Star Atlas (1482) , The Public Domain Review

p.85. Illustration Helichrysum arenariumo, Prof. Dr. Otto Wilhelm Thomé Flora von Deutschland, Österreich und der Schweiz , wikipedia

p.97. Franz Eugen Köhler in Köhler's Medizinal-Pflanzen, Commiphora myrrha - Köhler–s Medizinal-Pflanzen-019, Wikipedia

p.111. William Harrison Ainsworth, The Lancashire Witches, The Lancashire Witches 07, Wikipedia

p.113. Sara W. Duke, Loco Foco Witches Laying a Spell Over the Country, Library of Congress

p.114. J. J. Grandville, La Lune Peinte Par Elle-Meme, Un autre monde; transformations, visions, incarnations ... et autre choses, The Public Domain Review

p.124. Franz Eugen Köhler in Köhler's Medizinal-Pflanzen, n238_w1150 , biodiversitylibrary.org

後 序

　　當初寫書的動機很單純，本來只是希望能將幾年來精油教學與使用心得，整理並與大家分享。發想之初帶著天真的心情以為可以很快搞定，不過整個計畫在與編輯討論後變得愈來複雜，增加的章節愈來愈多，就變成現在大家看到的這個目次。就像幾年來辦過的個展與邀請展一樣，開始想得很單純，實際執行下去後變得愈來愈多元，納入的想法也愈來愈多，最後規模變得比當初想得還大許多，這似乎變成某種模式。但無論是過去的個展、邀請展或今年出版的《占星芳療》，過程中每每都有數不清的貴人與朋友協助我達成這一切，也都能在成果端出來前交到幾個新朋友。非常感謝編輯們在過程中專業的協助。

　　2021年台灣疫情最嚴重的時期也正好是這本書的撰寫期，一個人在工作室查閱各種資料與過去的調油記錄，想起小學的時候超討厭寫作文，萬萬沒想到二十多年後居然在寫自己的書，人生真的很不可思議。從學生時期開始接觸神祕學與植物，從沒想過未來會以此為業，但冥冥之中命運似乎將我牽引到這條路，讓我將過去所有的喜好與學習全綁在一起，變成今天這個模樣。非常感謝植物對我的潛移默化。

　　2020年生產後有半年時間做全職媽媽，直到2021年孩子滿一歲才增加工作時間，並開始為過去的精油使用做經驗整理。2020開始的疫情為全球帶來轉變，也為我帶來轉變。外界的一切看似遭受衝擊與重整，對我而言則是多產期，幸運地連生了三個「孩子」，包括我家的雙胞胎姊弟，與我的新書。作為「孕育者」的這個角色，我很慶幸一直有植物同行。

　　這本書獻給喜愛植物的你
　　與我的雙胞胎寶貝

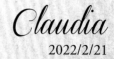

Claudia
2022/2/21

占星芳療

獻給女巫的精油魔法調香術

出版◆楓樹林出版事業有限公司

地址◆新北市板橋區信義路163巷3號10樓

郵政劃撥◆19907596　楓書坊文化出版社

網址◆www.maplebook.com.tw

電話◆02-2957-6096　傳真◆02-2957-6435

作者◆植物系女巫Claudia

責任編輯◆周佳薇

企劃行銷◆陳依萱

港澳經銷◆泛華發行代理有限公司

定價◆420元

初刷日期◆2022年6月

國家圖書館出版品預行編目資料

占星芳療：獻給女巫的精油魔法調香術 /
植物系女巫Claudia作. -- 初版. -- 新北市
：楓樹林出版事業有限公司, 2022.06
　　面；公分

ISBN 978-626-7108-21-5 (平裝)

1. 芳香療法 2. 香精油　3. 星座

418.995　　　　　　　　　111003252